Inzichten in de palliatieve zorg

Mevr. dr. A.J. Berendsen
Dr. F.M. van Soest
(Redactie)

Inzichten in de palliatieve zorg

Voor de huisartspraktijk

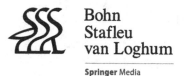

Bohn
Stafleu
van Loghum

Springer Media

Houten 2014

Onder redactie van
A.J. Berendsen
Groningen
The Netherlands

F.M. van Soest
Nijmegen
The Netherlands

ISBN 978-90-368-0825-5   ISBN 978-90-368-0826-2 (eBook)
DOI 10.1007/978-90-368-0826-2

NUR 870
Ontwerp basisomslag: Studio Bassa, Culemborg
Automatische opmaak: Crest Premedia Solutions (P) Ltd., Pune, India

Bohn Stafleu van Loghum
Het Spoor 2
Postbus 246
3990 GA Houten

www.bsl.nl

Voorwoord

Palliatieve zorg voor patiënten moet zijn afgestemd op hun persoonlijke levensdomeinen: lichamelijke gezondheid, welbevinden en participatie. In deze zorg zijn de doelen, wensen, prioriteiten en (on)mogelijkheden van de patiënt leidend. Men moet wel beseffen dat deze zaken gedurende het ziektetraject kunnen veranderen. Er zijn verschillende fasen in de palliatieve zorg te onderscheiden. Een ziektegerichte behandeling kan de levensduur verlengen en klachten verminderen en zo de kwaliteit van leven bevorderen of behouden. Een symptoomgerichte behandeling kan klachten voorkomen of verlichten en zo de kwaliteit van leven zo veel en zo lang mogelijk behouden. Ziekte- en symptoomgerichte palliatie zijn in de praktijk sterk met elkaar verweven

In het verleden was de huisarts vooral betrokken tijdens de palliatie in de stervensfase, maar er komt ook steeds meer aandacht voor de andere fasen. Tevens verschuift het accent van de palliatieve zorg van uitsluitend patiënten met kanker naar patiënten met andere ziekten waarbij genezing niet mogelijk is, zoals hartfalen en COPD.

Palliatieve zorg heeft de afgelopen jaren veel aandacht gehad en staat nog steeds in de belangstelling

Deze uitgave valt uit een in twee delen, deel 1 gaat in op de organisatie en communicatie in de palliatieve zorg en in deel 2 ligt de nadruk meer op medisch-inhoudelijke zaken en met name van de terminale fase.

In de eerste bijdrage van deel 1 neemt Frans van Soest verleden, heden en toekomst van de organisatie van de palliatieve zorg in Nederland met u door en vervolgens beschrijft Peter Demeulenaere hoe de palliatieve dagzorg in België vorm krijgt.

Palliatieve zorg lever je niet alleen. Bart Schweitzer beschrijft de communicatie en overdracht in de palliatieve zorg tussen huisarts en andere zorgverleners. Hij heeft ervaren dat het PaTz-model goede handvatten biedt om deze samenwerking vorm te geven.

De overgang van organisatie naar communicatie wordt gelegd door Patrick Hoek et al. Zij beschrijven het gebruik van videoconsultatie binnen de palliatieve zorg: de driehoek patiënt – eerste lijn – tweede lijn. Het is een project dat loopt in Nijmegen en mogelijk als voorbeeld kan dienen voor anderen.

Maria van den Muijsenbergh bespreekt vervolgens transculturele palliatieve zorg. Waarmee moeten we als huisartsen rekening houden bij het leveren van palliatieve zorg aan patiënten met een andere culturele achtergrond?

Annemieke Wagemans belicht een andere groep waarmee de communicatie in de palliatieve fase bemoeilijkt kan zijn: de groep van patiënten met een verstandelijke beperking.

Ten slotte wordt de rol van de spiritueel verzorger toegelicht door Carlo Leget en het patiëntenperspectief door Anemone Bögels.

In deel 2 ligt de nadruk meer op medisch-inhoudelijke zaken en met name van de terminale fase. Een aantal (nieuwe) problemen die kunnen optreden wordt beschreven en handvatten voor de huisarts worden aangereikt. Deze problemen zijn ziekteoverstijgend met betrekking tot de terminale ziekte. Ziektespecifieke zaken, zoals die kunnen voorkomen bij kanker, COPD en hartfalen komen mogelijk later nog aan de orde.

In het eerste hoofdstuk van deel 2 geeft Florien van Heest een uitgebreid overzicht over palliatieve terminale zorg in de thuissituatie. Ze bespreekt elementen die van belang zijn vanaf de identificatie van patiënten tot het sterven en de begeleiding van de rouw van nabestaanden. Dit heeft geleid tot een praktisch overzicht van handelingen die de palliatieve fase draaglijk maken en de kwaliteit van leven van patiënten verbeteren.

Een ileus bij een patiënt met kanker is een ernstig ziektebeeld dat gepaard gaat met een slechte kwaliteit van leven. De begeleiding van deze patiënten vindt in eerste instantie bijna altijd in het ziekenhuis plaats. In het hoofdstuk van Bernardina Wanrooij wordt ingegaan op de mogelijkheden die er zijn om patiënten met een ileus te begeleiden, zowel in het ziekenhuis als in de thuissituatie. Ook wordt ingegaan op het gebruik van octreotide.

De paradoxale werking van benzodiazepinen was de redactie wel bekend. Dat ook gebruik van opioïde middelen kan leiden tot meer pijn, wisten wij niet. Kees Besse en Kris Vissers beschrijven dit fenomeen in hun bijdrage.

Bij palliatieve zorg voor patiënten met dementie is een anticiperend beleid belangrijk, ook omdat je als huisarts vaak met naasten te maken hebt. Raymond Koopmans, Cees Hertogh en Jenny van der Steen bespreken hiernaast belangrijke symptomen zoals het delirium, problemen met eten en drinken, pijn en pneumonie. Het hoofdstuk eindigt met de ethisch gevoelige thema's palliatieve sedatie en euthanasie voor deze groep patiënten.

Herman Gerritsen geeft u handvatten hoe u moet omgaan met patiënten met diabetes mellitus die het laatste levenspad op gaan. Dit heeft immers consequenties voor de benadering en behandeling van de diabetes. Er vindt een omslagpunt plaats van scherp ingesteld moeten zijn om complicaties op lange termijn te voorkomen naar een beleid met brede marges tot uiteindelijk (bijna) geen behandeling meer. Hij geeft behandeladviezen voor verschillende palliatieve stadia en hoe de medicatie moet worden aangepast bij corticosteroïdgebruik.

Jeuk, zweten en cachexie zijn 'kleine' grote lasten in de palliatieve fase. Marjo van Bommel beschrijft van deze drie lasten het voorkomen, de onderliggende mechanismen, het uit te voeren onderzoek en de mogelijkheden voor het beleid.

Hoe moeten we omgaan met angst en paniek bij patiënten die in de palliatieve zorg zijn? Christien de Jong en Leo Gualthérie van Weezel bieden u vier schokbrekers (interventies). Deze vier interventies omvatten: emotionele punctie, het normaliseren, veerkracht en het verwoorden van wensen. Deze interventies kunnen de huisarts helpen om in gesprek te komen met patiënten over hun naderend levenseinde en de invulling van hun palliatieve zorg.

Deze uitgave *Inzichten in de palliatieve zorg* is gebaseerd op twee nummers *Bijblijven: Palliatieve zorg deel 1 en Palliatieve zorg deel 2,* onder redactie van:

prof.dr. W.J.H.M. van den Bosch, mevr. dr. A.J. Berendsen, dr. P. Dieleman, mevr. drs. D.J. Mesker, prof.dr. B. Meyboom-de Jong, drs. C.J. in 't Veld en dr. M. van der Wel.

Inhoud

Deel II

Deel I

Hoofdstuk 1
De organisatie van de palliatieve zorg in Nederland

Samenspel van zorgaanbieders, ondersteuners en kenniscentra. Waar kan de huisarts met zijn vragen terecht?

F.M. van Soest

Samenvatting De organisatie van de palliatieve zorg in Nederland is nog niet uitgekristalliseerd. Op landelijk, regionaal en lokaal niveau zijn vele instellingen en personen in meer of mindere mate betrokken bij het leveren of ondersteunen van palliatieve zorg. In deze bijdrage wordt een overzicht gegeven van de voornaamste organisaties die op landelijk niveau gezichtsbepalend zijn voor de palliatieve zorg en die een sturende rol kunnen spelen bij het dagelijks handelen van de zorgverleners aan het bed van de patiënt in de palliatieve fase van zijn ziekte. Aan het eind van het hoofdstuk wordt een aantal tips gegeven waar de huisarts informatie kan vinden om de palliatieve zorg zo optimaal mogelijk te verlenen.

1.1 Inleiding

Goede palliatieve zorg maakt onderdeel uit van het gewone leven van mensen. Het is zorg van mensen voor elkaar, waarbij betrokken professionals, naasten, mantelzorgers en vrijwilligers vanuit gelijkwaardige posities met elkaar samen zorgen. Het gaat hierbij om 'gemeenschapszorg': het systeem van zorg en hulp wordt opgebouwd vanuit de patiënt als mens en als natuurlijk onderdeel van een sociaal systeem.[1]

Palliatieve zorg is generalistische zorg. In Nederland maakt zij deel uit van de reguliere zorg. In principe zijn huisartsen en wijkverpleegkundigen in staat tot het verlenen van goede palliatieve zorg. In complexe situaties kunnen zij gespecialiseerde collega's consulteren.[2] Palliatieve zorg zit standaard in het curriculum van de huisartsenopleiding.[3]

huisarts niet-praktiserend, kaderarts palliatieve zorg, voorzitter expertgroep PalHAG en bestuurslid Palliactief

F.M. van Soest (✉)
UMC St. Radboud, Nijmegen, The Netherlands

© 2014 Bohn Stafleu van Loghum, onderdeel van Springer Media BV
A.J. Berendsen, F.M. van Soest (Red.), *Inzichten in de palliatieve zorg*,
DOI 10.1007/978-90-368-0826-2_1

Tabel 1.1 Overzicht van plaats van overlijden in Nederland 2011.

Plaats van overlijden 2011	totaal	%
ziekenhuis	39104	28,8
psychiatrisch ziekenhuis	429	0,3
verpleeghuis	33411	24,6
verzorgingshuis	13097	9,6
overige instellingen	5447	4,0
thuis	39234	28,9
elders	2246	1,7
onbekend	2773	2,0
totaal	*135741*	*100,0*

Een zeer groot deel van de Nederlandse bevolking heeft de wens om thuis te sterven (88%).[4] Minder dan een derde overlijdt ook daadwerkelijk thuis (28,9%). Als we het verblijf in het verzorgingshuis gedurende de laatste jaren van het leven ook rekenen tot het thuis sterven, dan komt het totale percentage op 38,5% (Tabel 1.1).[5]

1.2   Historie

1.2.1   Particulier initiatief

Om de rol van de organisaties in de palliatieve zorg beter te begrijpen, is een korte terugblik op de ontwikkelingen in het verleden zinvol. Palliatieve zorg in Nederland is nog volop in ontwikkeling. Niet alleen inhoudelijk, maar ook organisatorisch is er nog geen sprake van een uitgekristalliseerd beeld. In de jaren tachtig van de vorige eeuw komt de aandacht voor palliatieve zorg op gang, zowel binnen de medische hulpverlening als binnen de maatschappij. In deze periode, waarin de aandacht van een groot deel van de publieke opinie in beslag genomen werd door de discussie over euthanasie, werden in Nederland de eerste hospices opgericht door vrijwilligers in de terminale zorg, naar het voorbeeld van de al langer bestaande hospicezorg in Groot-Brittannië. Deze ontwikkelingen hebben in 1996 geleid tot het oprichten van het NPTN (*N*etwerk *P*alliatieve zorg voor *T*erminale patiënten in *N*ederland) door diverse maatschappelijke organisaties die betrokken waren bij de hospicebeweging in Nederland en bij de inzet van vrijwilligers in de terminale zorg thuis. Een van de activiteiten van het NPTN was het bieden van ondersteuning aan de leden, maar ook aan anderen die in de palliatieve zorg werkzaam waren. Het NPTN ontving hiervoor subsidie van het ministerie van Volksgezondheid, Welzijn en Sport (VWS). In 2003 is het ondersteuningspunt van het NPTN opgegaan in Agora. Agora is opgericht op basis van de aanbevelingen van de projectgroep Integratie Hospicezorg (onderdeel van het stimuleringsprogramma palliatieve zorg van VWS) en het eindrapport van de COPZ (zie verder).

In 2010 is het NPTN omgevormd tot de multidisciplinaire beroepsvereniging Palliactief.

1.2.2   Rol van de overheid

Ook de overheid heeft vanaf die periode veel belangstelling getoond voor de ontwik-keling van palliatieve zorg. De discussie over euthanasie en de verontwaardiging daarover in de ons omringende landen heeft ertoe geleid dat de overheid meer aan-dacht kreeg voor het achterblijven van de palliatieve zorg in Nederland vergeleken met de zorg in de landen om ons heen. De inzet van het ministerie van VWS heeft geleid tot de ontwikkeling van een programma 'Palliatieve zorg in de terminale fase', met als doel 'de deskundigheid en afstemming in de palliatieve zorg in de ter-minale fase te verbeteren en zicht te geven op toekomstige ontwikkelingen waarop het beleid kan anticiperen'.[6] Eén van de onderdelen van dit programma was de oprichting van zes Centra voor Ontwikkeling Palliatieve Zorg (COPZ) in 1998. Het COPZ was een samenwerkingsverband van universiteit, academisch ziekenhuis en het regionale Integraal Kankercentrum (IKC). Deze centra hebben een belangrijke rol gespeeld bij de ontwikkeling en verspreiding van kennis over de palliatieve zorg. Het opzetten van ondersteunende palliatieve consultatieteams in de regio is mede te danken aan de stimulering vanuit het COPZ. In vier academische centra zijn exper-tisecentra palliatieve zorg overgebleven als uitvloeisel van de COPZ, met als voor-naamste doel het wetenschappelijk onderzoek in de palliatieve zorg op een hoger plan te brengen. Na vijf jaar hebben de COPZ hun taak voltooid en is er een landelijk sluitend netwerk voor palliatieve zorg in de laatste fase van het leven ontwikkeld dat gemakkelijk bereikbaar is voor iedereen die ervoor in aanmerking komt.[7] Het wetenschappelijk onderzoek werd voortgezet in de kenniscentra, van waaruit inmid-dels de eerste hoogleraren palliatieve zorg benoemd zijn. De overige taken werden overgenomen door de regionale integrale kankercentra, die alle een aparte afdeling Palliatieve zorg hebben opgericht conform het advies van de toetsingscommissie COPZ. De regionale IKC's zijn in 2011 gefuseerd tot het Integraal Kankercentrum Nederland (IKNL). Het IKZ (Integraal Kankercentrum Zuid) is het enige IKC dat niet in de fusie is meegegaan. In de loop van 2013 zal dat waarschijnlijk alsnog gebeuren. De kenniscentra profileren zich op dit moment verder via de Nederlandse Federatie van Universiteiten (NFU). Een ander initiatief voortvloeiend uit de COPZ-periode is de oprichting van regionale netwerken palliatieve zorg, waarin organi-saties van hulpverleners die in de palliatieve zorg werkzaam zijn op regionaal en lokaal niveau de samenwerking gestalte gaven. Met 66 netwerken palliatieve zorg werd een landelijke dekking bereikt. De doelstelling van de netwerken was en is het bevorderen van de samenwerking met iedere hulpverlener betrokken bij palliatieve zorg op de plaatsen waar de zorg geleverd wordt en het afstemmen van het aanbod op de vraag van de patiënt.

De volgende stimuleringsmaatregel van het ministerie van VWS werd het Plan van aanpak Palliatieve Zorg in 2008. Deze maatregel is tot stand gekomen op initia-tief van de palliatieve koepelorganisaties.[8] Het Plan van aanpak was gericht op het optimaliseren van de palliatieve zorg, ongeacht de plaats waar de patiënt verblijft, en op het bereiken van een zo goed mogelijke kwaliteit van leven voor patiënten met een levensbedreigende aandoening of als dat niet meer lukt een zo goed mogelijke kwaliteit van sterven.[9] Binnen het Plan van aanpak was er een belangrijke rol weggelegd voor het Platform Plan van aanpak. Dit overlegplatform met het ministerie van VWS bestond uit vertegenwoordigers van de verschillende palliatieve organisaties. Door dit platform zijn vele projecten opgezet die de samenwerking in de palliatieve zorg duidelijk verbeterd hebben. Het Plan van aanpak heeft ook geleid tot het instellen van het ZonMw-verbeterprogramma Palliatieve Zorg. In het kader daarvan worden momenteel nog diverse projecten uitgewerkt en onderzocht. De looptijd van het project Plan van aanpak liep tot eind december 2010.

De in gang gezette ontwikkelingen, gekenmerkt door de wisselwerking tussen particulier initiatief in het palliatieve veld en het ministerie van VWS als beleidsmaker en financier, hebben veel goeds teweeggebracht in de zorg voor de patiënt in de terminale fase van zijn leven. Ook hebben deze ontwikkelingen geleid tot het inzicht dat palliatieve zorg al in een vroeg stadium, (ver) voor de terminale fase, een belangrijke verbetering kan geven van de kwaliteit van leven. Het gemodificeerde model van Lynn en Adamson geeft de verschillende fasen in de palliatieve zorg duidelijk weer (Figuur 1.1).[10]

De stimulering van de palliatieve zorg heeft echter lang niet altijd geleid tot samenhangende zorg. Er is een grote mate van diversiteit ontstaan, met per netwerk en per organisatie wisselende prioriteiten.

1.2.3   Situatie in 2013

In deze bijdrage wordt de huidige stand van zaken besproken met betrekking tot de voornaamste landelijke organisaties die actief zijn op het terrein van de palliatieve zorg. Hierbij valt onderscheid te maken naar organisaties die hulp verlenen, organisaties die vooral ondersteuning bieden aan de hulpverleners en de organisaties die vooral wetenschappelijk onderzoek doen.

1.3   Landelijke organisaties van zorgverleners in de palliatieve zorg

1.3.1   Palliactief, Nederlandse vereniging voor professionele palliatieve zorg

Palliactief is dé multidisciplinaire beroepsvereniging voor palliatieve zorg. Iedereen die beroepsmatig bij de palliatieve zorg is betrokken kan lid worden. Vele leden van Palliactief zijn ook lid van de eigen monodisciplinaire beroepsverenigingen op het gebied van palliatieve zorg (bijv. PalHAG, V&VN PV). Juist vanwege het multidisciplinaire karakter van palliatieve zorg en van Palliactief ambiëren velen een lidmaatschap van deze vereniging. Palliactief verenigt ook die disciplines die geen eigen palliatieve vereniging hebben (bijv. medisch specialisten, specialisten ouderengeneeskunde, psychologen, maatschappelijk werkenden of geestelijk verzorgers).

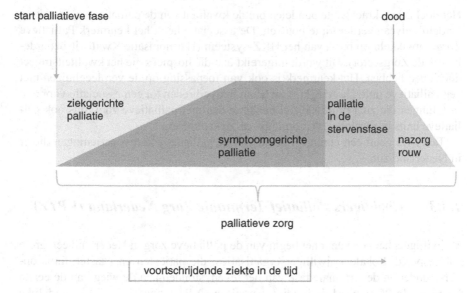

Figuur 1.1 Gemodificeerd model van Lynn en Adamson met de verschillende fasen van palliatieve zorg.

Door professionals uit verschillende disciplines samen te brengen, draagt Palliactief bij aan de ontwikkelingen in de palliatieve zorg, vooral vanuit de ervaringen van deze professionals in de dagelijkse praktijk. Op grond van deze ervaringen is het voor Palliactief mogelijk de belangen van de palliatieve zorg over de gehele breedte te behartigen vanuit de visie van de professional via contacten met landelijke koepels, het ministerie van VWS, de politiek en de maatschappij.[11]

Palliactief is tevens lid van de EAPC (European Association of Palliative Care), waarbij uit vrijwel elk Europees land één palliatieve organisatie is aangesloten.

1.3.2   Associatie van zelfstandige high-care hospices (AHCH)

Zelfstandige high-care hospices vervullen een bijzondere rol in het Nederlandse palliatieve domein. High-care hospices (HCH) zijn hospices met een eigen medische en verpleegkundige staf, dit in tegenstelling tot Bijna Thuis Huizen (BTH) en Palliatieve Units bij verpleeghuizen. Het betreft kleinschalige voorzieningen, waarbij vrijwilligers naast professionals een belangrijke rol spelen in de zorg voor terminale patiënten die in het hospice zijn opgenomen.[12] De high-care hospices hebben een grote rol gespeeld in de totstandkoming van de palliatieve zorg in Nederland. In de high-care hospices is zeer veel expertise met complexe palliatief terminale zorg aanwezig. Er zijn verschillende initiatieven bij de high-care hospices om hun expertise via de netwerken palliatieve zorg uit te dragen naar de eerste- en tweedelijns palliatieve zorg; door onderwijs en training, maar ook door bijvoorbeeld het aanbieden van praktijkondersteuners palliatieve zorg aan de huisartsenpraktijk.[13] De high-care hospices hebben zich in mei 2000 verenigd in een associatie (AHCH).

Het doel is hun krachten te bundelen om de kwaliteit van de palliatieve zorg ook op landelijk niveau verder uit te bouwen. De associatie heeft het keurmerk Palliatieve Zorg ontwikkeld op basis van het HKZ-systeem (Harmonisatie Kwaliteitsbeoordeling in de Zorgsector). Dit wordt uitgereikt aan die hospices die het kwaliteitstraject doorlopen hebben. Het keurmerk is ook van toepassing op de verpleeghuizen met een palliatieve unit. De AHCH is zich aan het verbreden tot een associatie voor alle instellingen die zich professioneel bezighouden met palliatieve zorg, dus ook palliatieve units in verpleeg-, verzorgings- en ziekenhuizen.

Tabel 1.2 geeft een compleet beeld van de palliatieve zorgvoorzieningen die er in Nederland zijn.

1.3.3   Vrijwilligers Palliatief Terminale Zorg Nederland (VPTZ)

Vrijwilligers hebben vanaf het begin van de palliatieve zorg in Nederland een grote rol gespeeld. Lokale vrijwilligersorganisaties, die patiënten en naasten thuis ondersteunden in de terminale fase van het leven, stonden aan de wieg van de eerste hospices. In 2005 werd de huidige vereniging VPTZ opgericht. Deze landelijke vereniging heeft op dit moment 209 leden.[14] De leden zijn lokale organisaties van vrijwilligers terminale thuiszorg, Bijna Thuis Huizen en High Care Hospices. Deze lokale organisaties zetten vrijwilligers in, zowel in de thuissituatie (waarbij thuis ook het verzorgingshuis of het verpleeghuis kan zijn) als in de BTH's en de HCH's. De zorg die vrijwilligers verlenen wordt door de VPTZ omschreven als 'er zijn' als het erom gaat. 'Er zijn' voor de cliënt en voor diens naasten. Vrijwilligers kunnen waken bij een ziekbed, ondersteunen door gesprekken, informatie, helpen bij persoonlijke verzorging etc.

De VPTZ ondersteunt de lokale organisatie door middel van deskundigheidsbevordering. Zij heeft een kennis- en platformfunctie. Zij behartigt de belangen van haar leden en vertegenwoordigt hen naar andere partijen in de palliatieve zorg. Zij heeft een stimulerende rol ten aanzien van de kwaliteit en de continuïteit van de dienstverlening.[14]

1.3.4   Verpleegkundigen en Verzorgenden Nederland, afdeling Palliatieve verpleegkunde (V&VN PV)

De V&VN PV is een vereniging van gespecialiseerde verpleegkundigen in de palliatieve zorg. De vereniging is in 2002 gestart als Nederlandse Vereniging voor Verpleegkundigen werkzaam in de Palliatieve Zorg (NVVPZ). Na de fusie met tal van andere verpleegkundige beroepsverenigingen in 2007 tot Verpleging en Verzorging Nederland is de NVVPZ verdergegaan als afdeling Palliatieve verpleegkunde binnen V&VN. Verpleegkundigen die werkzaam zijn in, of affiniteit hebben met, de palliatieve zorg kunnen lid worden. De vereniging is een ontmoetingsplaats voor verpleegkundigen en verzorgenden werkzaam binnen de palliatieve zorg, waar zij

Tabel 1.2 Overzicht van de palliatieve zorgvoorzieningen in Nederland.[5]

Soort voorziening	aantal	aantal plaatsen
hospicevoorziening – eigen verpleegkundige staf	56	338
hospicevoorziening – vooral vrijwilligers	63	207
hospicevoorziening – in/bij verpleeghuis	99	447
hospicevoorziening – in/bij verzorgingshuis	42	190
voorziening met opname – intensieve zorg voor kinderen	9	61
voorziening met opname – in ziekenhuis	16	50
palliatieve dagvoorziening – dagzorg	17	
palliatieve dagvoorziening – polikliniek	1	
palliatieve dagvoorziening – psychosociale zorg	8	
consultatieteam – professionals	43	
team voorlichting en advies aan patiënten	11	
vrijwilligersorganisatie	179	
overige	23	26
totaal	*701*	*1319*

Bron: Zorg kiezen, 15 mei 2012.

hun kennis, kunde en inspiratie op dit gebied kunnen vermeerderen en/of delen. [15] De vereniging streeft ernaar verpleegkundigen en verzorgenden in de palliatieve zorg met specialistisch-inhoudelijke kennis te ondersteunen in hun werk én bij het professionaliseren en verder ontwikkelen en uitdragen van hun vak. Op deze wijze wil zij bijdragen aan de ontwikkeling van goede zorg voor patiënten in de palliatieve fase van een levensbedreigende ziekte. De vereniging heeft een competentieprofiel opgesteld waaraan de in palliatieve zorg werkende verpleegkundige en verzorgende op termijn moet voldoen.

1.3.5   Huisartsen Adviesgroep palliatieve zorg (PalHAG)

De Huisartsen Adviesgroep palliatieve zorg (PalHAG) is in januari 2012 opgericht door een aantal enthousiaste kaderhuisartsen palliatieve zorg. Zowel bij het NHG als bij de andere partijen in het veld is er grote behoefte aan een expertgroep op het gebied van de palliatieve zorg, gezien de belangrijke rol die de huisarts vervult in de palliatieve zorg voor zijn patiënten. De visie van de PalHAG komt overeen met de visie op palliatieve zorg voor en door huisartsen zoals deze verwoord is in het ambitieuze NHG-Standpunt *Huisarts en Palliatieve zorg* (continuïteit van zorg, samenwerking met andere hulpverleners, kennis, kunde en attitude op het gebied van huisartsgeneeskundige palliatieve zorg, onderzoek binnen de eerste lijn en randvoorwaarden, waaronder consultatiemogelijkheden).[16] De PalHAG streeft naar een vertaling van deze visie in richtlijnen, adviezen en maatregelen die in de (huisartsen)praktijk van alledag goed uitvoerbaar zijn. Zoals geformuleerd in het *Standpunt Huisarts en Palliatieve Zorg* en in de Landelijke Eerstelijns Samenwerkings Afspraak (LESA) *Palliatieve zorg* is de huisarts in staat de palliatieve zorg goed uit te voeren, maar is de deskundigheid van collegae nodig waar het gaat om

patiënten met complexe palliatieve zorg.[2,16] Er zijn weliswaar regionale palliatieve consultatieteams waar de huisarts met zijn vragen terechtkan, maar er zijn
twijfels bij de kaderhuisartsen over het effect van deze vorm van consultatie op de
kwaliteit van het handelen van de huisarts in alle palliatieve situaties. Het inzicht
dat palliatieve zorg niet alleen over de terminale fase van het leven gaat, is nog geen
gemeengoed in de dagelijkse praktijk, onder andere getuige het feit dat consultaties
plaatsvinden in de laatste paar dagen van de terminale fase (ruim 30% in de laatste
twee weken en 14% in de laatste drie dagen).[17] Andere vormen van consultatie,
inschakeling van de huisarts al vroeg in de palliatieve fase, deelname aan trans- en
extramurale overleggen met andere disciplines die bij de zorg betrokken zijn, zijn
zaken waarmee de kwaliteit van de palliatieve zorg kan worden verbeterd. Door
het bijeenbrengen van de kaderhuisartsen en hen te stimuleren in de eigen regio de
visie op palliatieve zorg vanuit huisartsgeneeskundig standpunt uit te dragen, komt
de palliatieve zorg duidelijker op de kaart te staan. De huisarts is tenslotte verantwoordelijk voor de medische zorg in de thuissituatie, de plaats waar bijna 90% van
de mensen wil overlijden. De PalHAG treedt op landelijk niveau namens het NHG
op in de verschillende overlegvormen.

1.4 Landelijke ondersteuningsorganisaties ten behoeve van de palliatieve zorg

1.4.1 Agora, landelijk ondersteuningspunt palliatieve zorg

Agora is in 2003 opgericht op basis van de aanbevelingen van de projectgroep Integratie Hospicezorg (onderdeel van het stimuleringsprogramma palliatieve zorg van
VWS) en het eindrapport van de COPZ. De kerntaken van Agora zijn samen te vat-
ten als afstemmen en ondersteunen, verbinden en informeren om op deze wijze bij
te dragen aan de verdere ontwikkeling van palliatieve zorg in Nederland.[18] Uit de
ontstaansgeschiedenis van de verschillende partijen in het palliatieve veld is wel duidelijk dat er weliswaar prachtige initiatieven ontwikkeld zijn en boeiende resultaten
geboekt, maar dat de samenhang tussen de verschillende organisaties nog steeds niet
eenduidig is, ondanks dat de ontwikkelingen al 30 jaar geleden gestart zijn.

Agora hoopt deze samenhang te verbeteren. Zij doet dit door het uitwisselen van
kennis en informatie, door het aanbieden van de juiste informatie aan professionals
in de palliatieve zorg en aan patiënten, naasten en het algemene publiek, door te fungeren als 'marktplaats' voor de palliatieve zorg, door het faciliteren van de afstemming op verschillende terreinen, ook op internationaal niveau en het ondersteunen
van zorgaanbieders en zorgverleners.[19]

Agora zoekt naar synergie door partijen uit het veld bij elkaar te brengen en op
verzoek te ondersteunen. De organisatie speelt een belangrijke verbindende rol in
de Kerngroep Palliatieve Zorg (zie verder). Zij ondersteunt ook afzonderlijke organisaties als de stichting Fibula, Palliactief, de AHCH en andere hier niet genoemde
initiatieven.

Agora verbindt de maatschappij en het palliatieve veld door het vertalen van de ontwikkelingen naar elkaar. Als voorbeeld noemt zij onder andere de toenemende vergrijzing en de daarmee bij ouderen sterk groeiende behoefte aan palliatieve zorg. Er is dan ook veel niet-oncologische palliatieve zorg te verwachten.

Agora informeert niet alleen het brede publiek, maar ook professionals en beleidsmakers over ontwikkelingen in de palliatieve zorg. Agora heeft een uitgebreid kennisnetwerk over palliatieve zorg.

1.4.2 Integraal Kankercentrum Nederland (IKNL)

Het Integraal Kankercentrum Nederland (IKNL) is het kennis- en kwaliteitsinstituut voor professionals en bestuurders in de oncologische en palliatieve zorg. Het IKNL richt zich wat betreft de palliatieve zorg niet alleen op oncologische patiënten, maar ook op patiënten met niet-oncologische aandoeningen als hartfalen, COPD en terminale neurologische aandoeningen.

Het IKNL organiseert de palliatieve consultatieteams. Het heeft gezorgd voor een landelijk dekkende structuur van multidisciplinaire consultatieteams.

Daarnaast is het IKNL verantwoordelijk voor de ontwikkeling van richtlijnen in de palliatieve zorg. Behalve het ontwikkelen van nieuwe richtlijnen is het up-to-date houden van bestaande richtlijnen een belangrijk aandachtspunt. Een landelijke redactie ontwikkelt, onderhoudt en evalueert planmatig richtlijnen voor de palliatieve zorg. Het recentste overzicht van de richtlijnen is ook digitaal beschikbaar.[20]

Op het terrein van de deskundigheidsbevordering organiseert het IKNL geregeld lokale, regionale of landelijke scholingen, symposia en congressen, soms algemeen, soms gericht op speciale doelgroepen of thema's.

1.4.3 Stichting Fibula

Zoals al eerder beschreven is een netwerk palliatieve zorg een samenwerkingsverband van palliatieve zorgaanbieders in een bepaalde regio. Een netwerk heeft als doel de zorg voor mensen in de laatste levensfase zo goed mogelijk te organiseren. Ieder netwerk wordt begeleid door een netwerkcoördinator. Het is zijn taak de processen van netwerkontwikkeling en van zorgverbetering te ondersteunen door te zorgen voor een voldoende gevarieerd aanbod van zorgplekken van voldoende kwaliteit en het totale zorgaanbod af te stemmen op de behoeften en problemen van terminale patiënten en hun naasten. Er zijn grote verschillen tussen de verschillende netwerken.[21] Sinds september 2011 is er een landelijke organisatie van netwerken actief: stichting Fibula. De stichting Fibula is opgericht om op landelijk niveau namens alle netwerken op te treden en heeft als nevendoelstelling het beleid van de netwerken zo veel mogelijk op elkaar af te stemmen door middel van de communicatie tussen de netwerken. De stichting Fibula wordt ondersteund door Agora.

1.5   Organisaties op het gebied van onderwijs en onderzoek

In het VUmc in Amsterdam, het UMC St Radboud in Nijmegen, het Erasmus MC in Rotterdam en het UMC Utrecht zijn kenniscentra palliatieve zorg actief. Bij de ontwikkeling van de palliatieve zorg in Nederland hebben zij een voortrekkersrol vervuld. Vanuit het ministerie van VWS is het initiatief gekomen om ook de andere universitaire medische centra te betrekken bij de verdere ontwikkeling en verbetering van de palliatieve zorg. Er zijn nu acht kenniscentra verbonden aan de acht universitaire medische centra in Nederland die actief zijn op dit terrein. De Nederlandse Federatie van Universitair Medische Centra (NFU) heeft in maart 2013 haar visie op de toekomstige palliatieve zorg neergelegd in de brochure 'Naar acht expertisecentra en één Nationaal Programma Palliatieve Zorg'.[22]

In deze visie verbinden de expertisecentra zich met de regionale netwerken palliatieve zorg tot acht regionale consortia palliatieve zorg. In deze regionale consortia leveren de verschillende zorgaanbieders belangrijke input voor de samenhang tussen de palliatieve zorgvoorzieningen en voor de onderzoeksagenda van de expertisecentra, waarbij de relevantie voor de dagelijkse praktijk vooropstaat.

1.5.1   Kerngroep Palliatieve Zorg

Door al de eerdergenoemde organisaties is de *Kerngroep Palliatieve Zorg* geformeerd. Deze kerngroep beoogt in feite een voortzetting van de activiteiten van het Platform Plan van aanpak Palliatieve Zorg. Deze kerngroep heeft in mei 2011 het *Witboek Palliatieve Zorg 2011-2020* aan de Tweede kamer aangeboden.[23] Hierin worden algemene en specifieke doelstellingen geschetst voor de verdere ontwikkeling van de palliatieve zorg tot 2020. De kerngroep wil de verantwoordelijkheid en de regie op zich nemen om het inhoudelijk kader nader uit te werken, mits de beleidsmakers in Nederland daarvoor de ruimte en de middelen beschikbaar stellen.[19]

1.6   Tot slot voor de huisarts

Voor de individuele huisarts die zijn patiënt zo goed mogelijk wil begeleiden, is primair van belang dat hij het initiatief neemt al vroeg in de palliatieve fase van zijn patiënt betrokken te worden. Een proactief multidisciplinair beleid bespreken met andere behandelaren maakt dat hij er niet alleen voor staat als het moeilijk wordt. Collega-kaderhuisartsen in zijn omgeving zijn beschikbaar om mee te kijken, mee te denken. Kaderhuisartsen zijn te vinden via de website van het college voor huisartsen met bijzondere bekwaamheden (www.chbb.nl). De richtlijnen *Palliatieve zorg* zijn direct online te raadplegen (www.pallialine.nl). Soms is het nodig een palliatief consultatieteam te raadplegen (in de toekomst zijn alle teams 7/24 uur bereikbaar). De consultatieteams zijn te vinden op de website van het IKNL (www.iknl.nl) en op de website van Agora (www.agora.nl). De coördinator van het regionale netwerk palliatieve zorg beschikt over informatie over alle palliatieve zorgvoorzieningen in de regio, te vinden via www.netwerkpalliatievezorg.nl.

Patiënteninformatie is vooral beschikbaar op de website van Agora.

1.6.1   Relevante organisaties voor de huisarts

De sites zijn te vinden via de in de tekst genoemde webadressen.

1. CHBB Palliatieve zorg
2. PalHAG expertgroep
3. regionale netwerken palliatieve zorg
4. thuiszorgorganisatie met gespecialiseerd technisch team
5. vrijwilligersorganisatie terminale zorg
6. regionaal transmuraal consultatieteam

Er is in de afgelopen 30 jaar erg veel bereikt in de Nederlandse palliatieve zorg. Aanvankelijk waren er enkele vrijwilligers die zich zorgen maakten over de erbarmelijke wijze waarop het sterven van hun medemensen soms plaatsvond. Nu is de palliatieve zorg in de fase terechtgekomen dat ieder mens het recht heeft op kwalitatief goede zorg aan het eind van het leven, zo mogelijk op de plaats waar hij dat wenst. De ontwikkelingen staan echter niet stil. Door verspreiden van de kennis en ervaring van zorgverleners worden andere zorgverleners deskundiger. Structuren ontwikkelen die deze kennis en ervaring niet alleen beschikbaar maken voor anderen, maar de ander ook inspireren zijn kwaliteit van zorg verlenen te verbeteren en te toetsen aan de 'state of the art' palliatieve zorg is de taak van de eerdergenoemde organisaties nu en in de nabije toekomst.

Literatuur

1. Citaat uit de Kamerbrief 'Verankering van palliatieve zorg in de praktijk' van staatssecretaris M.L.L.E. Veldhuijzen van Zanten-Hyllner d.d. 14 januari 2011.
2. Eizenga WH, Bont M de, Vriezen JA, Jobse AP, Kruyt JE, Lampe IH, et al. Landelijke Eerstelijns Samenwerkings Afspraak Palliatieve Zorg. LESA Palliatieve Zorg. Huisarts Wet 2006;49(6):308-12.
3. NHG-Standpunt Huisarts en Palliatieve Zorg, december 2009.
4. Abarshi E. Care in the last months of life. Dissertatie. Amsterdam: VUmc, 2011.
5. Factsheet Palliatieve Zorg in Nederland. Geraadpleegd via www.agora.nl op 31 oktober 2011.
6. Hackenitz E, Ginkel S van. Evaluatie Programma Palliatieve Zorg in de Terminale Fase (ZonMw, mei 2004).
7. Korte-Verhoef MC de. Eindrapport Toetsingscommissie COPZ, Vijf jaar centra voor ontwikkeling palliatieve zorg, 7 mei 2004.
8. Agora, VIKC, VPTZ, NPTN en Associatie van HCH.
9. Veldhuijzen van Zanten-Hyllner MLLE. Kamerbrief evaluatie platform plan van aanpak palliatieve zorg. Den Haag: ministerie van VWS, maart 2011.

10. Wanrooij BS, et al. Palliatieve zorg in de dagelijkse praktijk. Houten: Bohn Stafleu van Loghum, 2010:17.
11. www.palliactief.nl
12. www.hospices-highcare.nl
13. Project Praktijkondersteuner Huisartsenpraktijk Palliatieve Zorg. Initiatief Hospice Demeter, Bilthoven.
14. VPTZ factsheet, geraadpleegd januari 2012.
15. www.palliatievezorg.venvn.nl
16. NHG-Standpunt Huisarts en Palliatieve Zorg (december 2009).
17. Consultatie Palliatieve Zorg, jaarverslag 2011 (IKNL juni 2012).
18. Agora Activiteitenplan 2013.
19. www.agora.nl
20. www.pallialine.nl
21. www.netwerkpalliatievezorg.nl
22. Naar acht expertisecentra en één Nationaal Programma Palliatieve Zorg, visie van de umc's op de toekomstige palliatieve zorg. Brochure. NFU, maart 2013.
23. www.agora.nl/Portals/31/agora%20publicaties/2011-mei-19-Witboek-Palliatieve-Zorg-2011-2020.pdf

Hoofdstuk 2
Palliatieve dagzorg in Vlaanderen

P. Demeulenaere, MD MSc Pall Care

Samenvatting De toenemende vergrijzing en de betere levensomstandigheden maken dat steeds meer mensen zeer oud worden. Op hoge leeftijd kunnen partners echter moeilijker voor elkaar zorgen en/of leven patiënten alleen, zonder passende mantelzorg. Nieuwe oncologische therapievormen en geavanceerde cardiologische zorg, die steeds doeltreffender worden, maken dat er steeds meer palliatieve patiënten langer in relatief goede conditie verkeren. Deze mensen hebben behoefte aan zorg en ondersteuning, advies en ontspanning in een setting die niet puur gericht is op medische en/of verpleegkundige behandeling. Veel van deze patiënten hebben de uitdrukkelijke wens om thuis ondersteund te worden en thuis te kunnen sterven. Palliatieve dagzorg kan hierop een antwoord bieden, vooral voor de opvang van vergevorderde, uitbehandelde patiënten die weinig mantelzorg hebben. Anderzijds biedt palliatieve dagzorg opvang voor patiënten in het grijze gebied van 'vroege palliatie', met name zij die worstelen met emotionele en/of zingevingsvragen. Palliatieve dagzorg ontlast de mantelzorgers.

2.1 Inleiding

De Belgische wetgeving schrijft voor dat een patiënt, ongeacht waar deze begeleid wordt of sterft, recht heeft op adequate palliatieve zorg. In Vlaanderen heeft men vanaf het begin geijverd om palliatieve patiënten thuis te verzorgen in hun vertrouwde omgeving, rekening houdend met de wens van vele patiënten. Er zijn vier gestructureerde vormen van palliatieve zorg in Vlaanderen: de mobiele thuiszorgequipes, de residentiële eenheden voor palliatieve zorg ('hospices'), de palliatieve supportteams in de ziekenhuizen en in de woon- en zorgcentra, en tot slot de palliatieve dagcentra.[1]

Steeds meer palliatieve patiënten leven langer en in een betere conditie. Deze mensen hebben behoefte aan zorg en ondersteuning, advies en ontspanning in een

palliatief arts in centrum voor palliatieve zorg (hospice, hospital support team, dagcentrum), GZA Ziekenhuizen Centrum Palliatieve Zorg, Wilrijk (België)

P. Demeulenaere, MD MSc Pall Care (✉)
GZA Ziekenhuizen Centrum Palliatieve Zorg, Wilrijk, België

© 2014 Bohn Stafleu van Loghum, onderdeel van Springer Media BV
A.J. Berendsen, F.M. van Soest (Red.), *Inzichten in de palliatieve zorg,*
DOI 10.1007/978-90-368-0826-2_2

setting die niet puur gericht is op medische en/of verpleegkundige behandeling. Bovendien blijkt uit onderzoek dat veel patiënten de uitdrukkelijke wens hebben thuis te kunnen sterven. Tussen de uitersten van enerzijds genezing en anderzijds terminale zorg, blijft het grijze gebied: van het zoeken en uitproberen van nieuwe of alternatieve behandelingsmogelijkheden, terugkeer van de ziekte, van emotionele ontwrichting, van hoop en wanhoop, van het aanpassen aan de nieuwe levensomstandigheden. Behalve voor de opvang van vergevorderde, uitbehandelde patiënten, zijn palliatieve dagcentra aangepast om patiënten in dit grijze gebied van 'vroege palliatie' op te vangen.[2]

Uit onderzoek van de End of Life Care Research Group van de Universiteit Brussel concluderen Van Den Block en Deliëns dat patiënten in de laatste maanden voor hun overlijden zeer diverse zorgtrajecten doorlopen en heel dikwijls in het ziekenhuis worden opgenomen.[3] Palliatieve dagzorg kan hierop ten dele een antwoord zijn. Patiënten krijgen er steun op die moeilijke momenten van de overgang van curatie naar palliatie, op de momenten dat ze keuzes moeten maken en beslissingen moeten nemen ('ga ik door met de chemo of niet?'), de momenten van hoop en wanhoop.

De aanbevelingen van de Raad van Europa (Rec 2003/24 van het Comité van Ministers aan de lidstaten betreffende de organisatie van de palliatieve zorg) zijn eveneens duidelijk: dagopvang moet zonder twijfel deel uitmaken van het zorgaanbod. Het volgende citaat komt letterlijk uit deze aanbevelingen:

> Patiënten kunnen één of meerdere dagen per week aanwezig zijn. De aangeboden voorzieningen kunnen medisch van aard zijn (bloedtransfusies, herziening van het beleid om pijn en symptomen onder controle te houden enz.) of sociaal (douche/bad), betrekking hebben op rehabilitatie (fysiotherapie, activiteitentherapie), ontspannend van aard zijn (massage) of gericht zijn op het verzetten van de zinnen (kunst en handvaardigheid). Ook bieden zij de primaire zorgverlener de mogelijkheid om wat vrije tijd te hebben.[4]

2.2 Palliatieve dagzorg in het Verenigd Koninkrijk

Internationaal is met palliatieve dagzorg vooral ervaring opgedaan in Engeland. Palliatieve dagzorg wordt omschreven als een essentieel onderdeel van palliatieve zorg.[5,6] Davies en Higginson omschrijven palliatieve dagzorg als: 'een dienst die de onafhankelijkheid en de kwaliteit van het leven tracht te vergroten door revalidatie, bezigheidstherapie, fysiotherapie, het bestrijden van symptomen en psychologische ondersteuning'.[7] Volgens Leiper zijn de volgende drie principes essentieel voor de organisatie van palliatieve dagzorg: de dagzorg moet toegankelijk zijn voor allen die er baat bij zouden kunnen hebben, de zorg is multidisciplinair en professioneel georganiseerd, en de dagzorg dient geïntegreerd te worden met andere vormen van palliatieve zorg.[8] Uit onderzoek blijkt dat patiënten die dergelijke voorzieningen bezoeken, daarover zeer tevreden zijn. Verder blijkt dat patiënten vooral het ontmoeten van andere mensen in dezelfde situatie waardevol vinden. Het geeft hen inzicht in hoe anderen omgaan met hun situatie.[9]

In het Verenigd Koninkrijk zijn er verschillende modellen voor palliatieve dagzorg. Opgemerkt wordt dat een combinatie van het medische en sociale model de voorkeur geniet. Een van de modellen is het sociale model, waar patiënten voornamelijk verblijven als respijtzorg voor de mantelzorg of om sociaal isolement tegen te gaan. Bij dit type voorziening worden geen strikte opname- of ontslagcriteria gehanteerd. Patiënten hebben geen of in beperkte mate toegang tot een multidisciplinair team. Het tweede model is het medisch/klinisch model. Hier is het doel van verblijf hetzelfde als bij het sociale model, maar ook symptoomcontrole (zowel fysiek als psychologisch) is een doel. Men heeft regelmatig contact met het multidisciplinaire team. In dit model is er veelal sprake van een intake en van een doorgaand proces van het formuleren en bijstellen van doelstellingen en het evalueren van de uitkomsten van de geboden zorg. Een derde model, dat het minst voorkomt, is het therapeutisch model. Dit type voorziening lijkt meer op een polikliniek, waarbij een intake plaatsvindt en er vervolgens afspraken worden gemaakt met specifieke professionals of waarbij men deelneemt aan counseling, complementaire therapie of aan één of meerdere groepssessies.[10]

In 2005 publiceerde de Association of Palliative Day Care leaders een reeks van standaarden die een kader bieden waarbinnen palliatieve dagzorg zich verder zou kunnen ontwikkelen. De Associatie van Palliatieve Dagzorgleiders erkent alle modellen en hanteert als uitgangspunt dat ieder hospice het model moet gebruiken dat het best past bij de behoeften van zijn patiënten, middelen en geografische locatie. Het multidisciplinaire team dient ervoor te zorgen dat de zorg holistisch is en uitgaat van de behoeften van de patiënt.[11]

2.2.1 Wat is de doelgroep voor deze voorzieningen en wat zijn uitsluitingscriteria?

Een aantal hospices staat alleen open voor mensen met kanker, maar dit is langzaam aan het veranderen. Veel hospices nemen zowel patiënten met kwaadaardige aandoeningen op als patiënten met niet-kwaadaardige aandoeningen (zoals neurologische aandoeningen, hart-, long- en leveraandoeningen). Het hoofdcriterium is dat patiënten palliatieve zorg nodig hebben. Toch laten sommige instellingen geen patiënten toe met ziekten van chronische aard, zoals MS of COPD. Patiënten met ernstige infecties of psychiatrische ziekten worden voorafgaand aan deelname gescreend. Wat leeftijd betreft wordt iedereen van 18 tot 100 jaar toegelaten.[11]

2.2.2 Hoe ziet een programma eruit?

De programma's variëren sterk en zijn afhankelijk van het model van dagzorg. In de meeste gevallen wordt er voor de lunch gezorgd en voor versnaperingen. Gedurende de dag kunnen patiënten een consult hebben bij een lid van het multidisciplinaire team in verband met symptoomcontrole. Men kan een bloedtransfusie krijgen

of andere intraveneuze medicatie toegediend krijgen (maar geen chemotherapie).
Veel hospices hebben faciliteiten zoals een badkamer en een kapper. Veel patiënten maken gebruik van complementaire therapie en creatieve therapie. Er worden
groepsgesprekken georganiseerd en er is tijd voor ontspanning in groepsverband.
Sommige hospices verzorgen ook dagen of bijeenkomsten speciaal voor mantelzorgers.[11]

2.2.3   Welke disciplines werken in voorzieningen voor dagzorg?

Verpleegkundigen, fysiotherapeuten, ergotherapeuten, artsen, geestelijk verzorgers,
complementair therapeuten, activiteitenbegeleiders en creatief therapeuten worden
ondersteund door secretaresses en vrijwilligers. Veel hospices hebben een combinatie van genoemde disciplines in dienst en minimaal één verpleegkundige. Het
merendeel van de voorzieningen wordt geleid door een verpleegkundige. De verpleegkundige bespreekt de behoeften van de patiënt en verwijst dan zo nodig naar
de leden van het multidisciplinaire team.[11]

2.2.4   Hoe worden de voorzieningen georganiseerd en
gefinancierd?

Veel voorzieningen voor dagzorg zijn verbonden aan intramurale voorzieningen. Er
zijn echter ook zelfstandige voorzieningen voor dagzorg. Een klein aantal hospices
is verbonden aan ziekenhuizen, maar het merendeel is onafhankelijk. De regering
heeft een richtlijn uitgevaardigd voor lokale fondsen (local primary care trusts, die
onderdeel vormen van het National Health Service-systeem), om hospices financieel te ondersteunen in hun kerntaken. Dit dekt ongeveer 30% van de kosten, maar
varieert van gebied tot gebied. De rest wordt bijeengebracht door fondsenwerving,
via liefdadigheidsinstellingen en via eigen winkels en afdelingen Fondsenwerving.
De algemene filosofie van de hospices is dat voorzieningen voor dagzorg gratis
worden geboden en dat er een eerlijke en voor iedereen gelijke toegang is tot dagzorg. Patiënten worden meestal door andere professionals verwezen. Transportmo-
gelijkheden variëren afhankelijk van de locatie en de beschikbare middelen. Veel
hospices maken gebruik van vrijwilligers die patiënten van en naar de palliatieve
voorzieningen brengen. De ervaring leert dat de afstand tussen de voorziening en
de thuissituatie van de patiënt maximaal 30 km mag bedragen, gezien de belasting
van het vervoer voor de patiënt. Wat betreft de inrichting van de voorziening wordt
aanbevolen over de volgende ruimten te beschikken: een comfortabele, grote ruimte
voor de groep; enkele kleinere ruimten met bedden (privacy); een ruimte voor creatieve activiteiten; een ruimte voor complementaire therapie, fysiotherapie en voor
de arts, en een kantoor. De managementstructuur varieert van hospice tot hospice,
maar over het algemeen is er een dagzorgmanager, die verantwoording aflegt aan de

verpleegkundig manager of de algemeen manager van het hospice. Ten aanzien van het aanbod wordt uitgegaan van 1 plaats per 10.000 inwoners.[11]

Uit onderzoek blijkt dat palliatieve dagzorg een gunstige invloed heeft op het welbevinden van patiënten, doordat het sociale isolement afneemt en de sociale ondersteuning verbetert.[12,13] Tot op heden ontbreekt echter empirisch wetenschappelijk onderzoek dat aantoont dat palliatieve dagzorg effectief ook invloed heeft op de levenskwaliteit of op een betere beheersing van de symptomen. Dit heeft te maken met de complexiteit van de onderzoeksmethodologie, die het niet mogelijk maakt om eenduidige conclusies te trekken.

2.3   Palliatieve dagzorg in Vlaanderen

Eind jaren negentig van de vorige eeuw werden de eerste drie palliatieve dagcentra opgericht: TOPAZ te Wemmel, CODA te Wuustwezel en Bethanië te Brussel. Zij krijgen vanaf de oprichting een jaarlijkse subsidie via de actie Kom op tegen Kanker (Vlaamse Liga tegen Kanker). De dagcentra moesten het voor de rest van privé-initiatieven hebben.

De andere palliatieve dagcentra zijn rond 2002 opgericht in het kader van een pilotproject palliatieve dagzorg, gefinancierd door de federale overheid. De eerste jaren waren moeilijk: de kennismaking met het concept palliatieve dagzorg liep bij het grote publiek en de hulpverleners niet van een leien dakje. Veel palliatieve dagcentra stopten hun activiteiten dan ook vroegtijdig in de eerste drie jaar, wegens gebrek aan patiënten. Aanvankelijk waren de opnamecriteria die de federale overheid had opgelegd vrij streng: alleen patiënten met een levensverwachting van maximaal drie tot zes maanden konden er terecht. De evaluatie van de pilotprojecten in 2005 was – niet geheel onverwacht – tamelijk ontgoochelend: te weinig patiënten en de goede werking werd onvoldoende aangetoond.[14]

Nadat de federale overheid de financiering in het kader van de pilotprojecten (einde 2005) plots had beëindigd, dreigde het gros van de palliatieve dagcentra te verdwijnen. Dankzij de onvoorwaardelijke en billijke steun van de Vlaamse Liga tegen Kanker kon een beperkt aantal initiatieven toch voorgezet worden. In 2005 en 2006 onderhandelde de Vlaamse Gemeenschap met de federale overheid om financiële middelen over te hevelen vanuit het federale niveau; einde 2006 is dit uiteindelijk gelukt. Op die manier werden vijf palliatieve dagcentra door de Vlaamse Gemeenschap erkend en gesubsidieerd als expertisecentra voor palliatieve dagzorg. De dagcentra kregen er dus een opdracht bij als expertise- en vormingscentrum, een totaal nieuwe dimensie.

Sinds 2006 zijn de wettelijke criteria, nu opgelegd door de Vlaamse overheid, versoepeld en kunnen patiënten met een iets langere prognose dan twaalf maanden ook terecht in het dagcentrum. We kunnen dan ook stellen dat het aanbod van een palliatief dagcentrum eerder ondersteunend is, en niet uitsluitend is gefocust op de terminale zorg. Dit is een essentieel verschil met de residentiële eenheden.

Het verhaal van de palliatieve dagcentra is dus vooral een Vlaams verhaal. Momenteel zijn er in Vlaanderen vijf erkende palliatieve dagcentra: Topaz in Wemmel (provincie Brabant), het Heidehuis in Brugge (provincie West-Vlaanderen), De Kust in Oostende (provincie West-Vlaanderen), Coda Hospice in Wuustwezel (provincie Antwerpen) en Sint-Camillus in Wilrijk (provincie Antwerpen). Al deze initiatieven bestaan inmiddels iets meer dan tien jaar. In de provincies Oost-Vlaanderen en Limburg zijn tot op heden geen palliatieve dagcentra. Aan de andere kant van de taalgrens in Wallonië en ook het hoofdstedelijk gewest Brussel zijn er geen palliatieve dagcentra. De Vlaamse overheid zoekt ondertussen naar een model (en financiering) om palliatieve dagzorg beter beschikbaar te maken over heel Vlaanderen. [15] Ter vergelijking: in 2007 zijn er in heel het Verenigd Koninkrijk (60 miljoen inwoners tegenover 6 miljoen inwoners in Vlaanderen) 255 palliatieve dagcentra bekend. Het eerste palliatief dagcentrum opende er zijn deuren in 1978.

Palliatieve dagzorg is in Vlaanderen nog steeds relatief onbekend. De dagcentra fungeren als een aanvulling op de thuiszorg. Zij bieden overdag (tijdens kantooruren) holistische zorg op maat, de patiënt keert 's avonds terug naar zijn thuismilieu. Palliatieve dagzorg is complementair aan de andere vormen van palliatieve zorg die de patiënt al ontvangt in de thuiszorg, met name van de huisarts, de thuisverpleegkundige en de mobiele palliatieve thuisbegeleidingsequipes. De huisarts is en blijft de spil van de zorg. Het motto luidt: 'een dagje uit voor de zieke en een dagje vrij voor de mantelzorg'; op die manier blijft de draagkracht van de familie en andere mantelzorgers langer behouden. Bovendien heeft de patiënt in het dagcentrum sociaal contact met lotgenoten en kan hij/zij ondersteunende behandelingen krijgen, waarvoor hij anders naar het ziekenhuis moet en/of die in de thuiszorg niet mogelijk of moeilijk zijn: ascitespunctie, onderhoud poortkathetersysteem, bloedtransfusies, een verwen-wasbeurt in een speciaal hoog-laagbad, psychologische ondersteuning.[16]

Uit vergelijkend onderzoek tussen palliatieve dagcentra en geriatrische dagcentra blijkt dat er duidelijke verschillen zijn tussen beide zorgvormen: zowel het patiëntenprofiel (meer alleenstaanden, gemiddeld jongere patiënten en meer oncologische diagnosen in een palliatief dagcentrum) als het zorgaanbod verschilt. Patienten, zorgverleners en verwijzers blijken zeer tevreden te zijn.[17]

Huisartsen in Vlaanderen geven aan dat ze palliatieve dagcentra willen aanraden aan hun patiënten als aan bepaalde randvoorwaarden is voldaan. Er moet een reële samenwerking zijn tussen de huisarts en het dagcentrum, waarbij de huisarts de spil van de zorg blijft. Verder moet de patiënt fysiek nog in staat te zijn om vervoerd te worden en bovendien moet er een passende oplossing zijn voor het vervoer van de patiënt. Verder stellen huisartsen dat ze de fysiek georiënteerde dienstverlening zinvoller vinden dan de psychosociale opvang.[18]

De eerste ervaringen met palliatieve dagzorg in Nederland lijken sterk op die in Vlaanderen. In juni 2006 startte het Academisch Hospice Demeter in De Bilt als eerste in Nederland met het aanbieden van palliatieve dagzorg.[19]

In het model dat de Vlaamse palliatieve dagcentra voor de federale overheid ontwierpen ter gelegenheid van het erkenningsdossier lezen we:

Het palliatief dagcentrum biedt ondersteuning aan patiënten met een ongeneeslijke, progressieve, levensbedreigende aandoening en aan hun naasten tijdens moeilijke periodes van hun leven. Met ongeneeslijke, progressieve, levensbedreigende aandoeningen worden bedoeld: kanker in een vergevorderd, gegeneraliseerd stadium (patiënt staat al dan niet nog onder actieve behandeling), gevorderd orgaanfalen (hartfalen, COPD, levercirrose, nierfalen, etc.), vergevorderde neurologische en neuromusculaire aandoeningen. Moeilijke periodes in het leven zijn crisismomenten op fysiek, psychisch, sociaal of spiritueel gebied, waarbij de patiënt zich gedwongen ziet om nieuwe copingstrategieën te ontwikkelen.[20]

De ondersteuning gebeurt door:

1. pijn- en symptoomcontrole bij psychisch en/of fysiek lijden ten gevolge van ziekteprogressie en/of gerelateerde behandelingen (bijv. chemo- en radiotherapie);
2. aangepaste, complementaire zorg (bijv. ondersteunende intraveneuze behandelingen, bloedtransfusies, ascitespuncties, etc.) die in het thuismilieu niet goed mogelijk is;
3. brugfunctie tussen intra- en extramurale zorg om continuïteit van zorg te verzekeren;
4. psychosociale ondersteuning van patiënt en/of naasten om hun draagkracht in stand te houden of te vergroten;
5. ondersteuning van de mantelzorg ('een dagje uit voor de patiënt en een dagje vrij voor de familie/thuisverzorgers');
6. resocialisatie/rehabilitatie door lotgenotencontact en aangepast activiteiten aanbod;
7. kortom, een alternatief bieden wanneer behandelingen en onderzoeken zinloos worden.

De palliatieve dagcentra in Vlaanderen profileren zich verder als expertisecentra. De dagcentra waren zich vanaf het begin bewust van het belang van het doorgeven en uitwisselen van expertise. De centra geven interdisciplinair advies, bieden ondersteuning aan andere soorten dagverzorgingscentra en andere thuiszorgdiensten via stages, praktijkopleidingen, cursussen en professionele adviezen.Hierdoor kan een palliatief dagcentrum een educatieve en maatschappelijke rol vervullen. Door de extra subsidie van de Vlaamse Gemeenschap werden de dagcentra ook effectief erkend als 'excellentiecentra' voor de (thuis)zorg.

De centra hebben een brugfunctie tussen ziekenhuis en thuiszorg. Ze bevorderen de terugkeer naar huis vanuit het ziekenhuis en maken het in het algemeen mogelijk dat patiënten langer thuis kunnen blijven. Voor de 'langliggers', die aarzelen tussen de 'veiligheid' van het ziekenhuis en het verlangen naar huis, werkt het faciliterend: tijdens hun hospitalisatie kunnen de patiënten af en toe naar het dagcentrum gaan, waar ze worden bijgestaan door gekwalificeerd personeel (arts, verpleegkundigen en psycholoog). Zo kan hun ontslag uit het ziekenhuis bijna naadloos gebeuren met de geruststelling dat zij thuis ook verzorgd blijven. Eenmaal thuis bezoekt de patiënt af en toe het dagcentrum.

2.4 Conclusie

Het belang van de palliatieve dagcentra is niet te onderschatten in een veranderende maatschappij met steeds minder mantelzorg. De gezinskern wordt alsmaar kleiner en bestaat vaak uit twee werkende partners. Wanneer één van beiden ernstig ongeneeslijk ziek wordt, kan de werkende partner overdag geen zorg verlenen. We worden steeds meer geconfronteerd met situaties waarin jonge mensen met een levensbedreigende aandoening tevergeefs naar opvang zoeken in een voor hen 'leefbare' omgeving. Een noodgedwongen hospitalisatie of opvang in een rust- en verzorgingstehuis (RVT) kan door dagopvang vermeden of uitgesteld worden.

Bovendien overleven steeds méér mensen met chronische en vaak levensbedreigende aandoeningen door uitbreiding van de medische technologie en door de toenemende vergrijzing. Ook hier zal men intensief naar valabele andere mogelijkheden voor residentiële (ouderen)voorzieningen moeten zoeken. Initiatieven zoals een palliatief dagcentrum vormen een perfect alternatief om tegemoet te komen aan deze problematiek.

Ondanks de drempels (de naam: palliatief!) bij hulpverleners en patiënten, om gebruik te maken van palliatieve dagzorg, verdient deze zorgvorm zeker zijn plaats binnen het bredere palliatieve zorglandschap in Vlaanderen. Het ondersteunende karakter ervan is vooral geschikt voor patiënten in de 'vroeg-palliatieve' fase. Een palliatief dagcentrum kan deze patiënten helpen keuzes te maken in de behandeling: palliatieve dagcentra zijn op die manier ook een middel om 'therapeutische hardnekkigheid' tegen te gaan. Promotie en bekendheid geven blijven belangrijke aandachtspunten. Hiervoor moet een platform gecreëerd worden en moeten ook de nodige middelen voorzien worden.

Literatuur

1. Demeulenaere P. 'Hallo met de referentie-arts': een andere manier om huisartsen te ondersteunen in de palliatieve thuiszorg? Cahiers Bijblijven. Houten: Bohn Stafleu van Loghum, 2006.
2. Buys Ballot B, et al. Palliatieve dagzorg in een internationaal perspectief: een ontbrekende schakel in de Nederlandse keten. Ned Tijdschr Pall Zorg 2006:55–7.
3. Block L van den, et al. Hospitalisations at the end of life: using a sentinel surveillance network to study hospital use and associated patient, disease and healthcare factors (Senti-Melc study). BMC Health Service Research 2007;7(69):1-9.
4. Council of Europe. Aanbeveling Rec (2003) 24 van het Comité van Ministers aan de lidstaten betreffende de organisatie van de palliatieve zorg. (Aangenomen door het Comité van Ministers op 12 november 2003 op de 860e vergadering van de Ministeriële Vertegenwoordigers.)
5. Hospice and Palliative Care Directory UK and Ireland. Help the hospices, 2007.
6. Hearn J, et al. Palliative Day Care in practice. Oxford: Oxford University Press, 2001.
7. Davies E, Higginson I. Systematic review of specialist palliative day-care for adults with cancer. Supp Cancer Care 2005:607–27.
8. Leiper M. Day hospices. Scottisch Partnership Agency, 1995.

9. Svidén G, Fürst C, von Koch L, Borell L. Palliative day care – a study of well-being and health-related quality of life. Palliat Med, 2009
10. Noble S, et al. Hospice Day Care. Eur J Pall Care 2002:153–5.
11. Standards for palliative daycare. Ass for palliative day care, 2005.
12. Bradley S, et al. Patients psychosocial experiences of attending Specialist Palliative Daycare, a systematic review. Pall Med 2011:210–28.
13. Stevens E, et al. The outcomes of palliative care day services. A systematic review. Pall Med 2010:153–69.
14. Distelmans W, Bauwens S, Storme S, Tielemans L. Palliative day care in Belgium: first observations. Eur J Pall Care 2005:12(4):170-3.
15. www.zorg-en-gezondheid.be/palliatievedagcentra.aspx
16. Distelmans W. Een waardig levenseinde. Antwerpen: Hautekiet, 2005.
17. Verstaen A. Palliatieve dagopvang in West-Vlaanderen: een kwantitatief en kwalitatief onderzoek naar de aard van en behoefte aan palliatieve dagopvang binnen de provincie West-Vlaanderen. TVW 2009 februari;3:297.
18. Herman I. Hoe zien huisartsen de rol van een palliatief dagcentrum binnen het geheel van de gezondheidsvoorzieningen voor palliatieve patiënten? Een explorerend beschrijvend onderzoek. Ned Tijdschr Pall Zorg 2004:102–3.
19. Koppenol M. Palliatieve Dagzorg van Academisch Hospice Demeter: de eerste ervaringen met palliatieve dagzorg in Nederland. Ned Tijdschr Pall Zorg 2011:26–35.
20. Distelmans W, Demeulenaere P. Model palliatieve dagzorg Vlaanderen, ontwerptekst Federale Overheid, 2010-2011.

Hoofdstuk 3
Op weg naar een nieuw model voor communicatie en overdracht in de palliatieve zorg

B. Schweitzer

Samenvatting In de toekomst van de palliatieve zorg speelt de eerste lijn een belangrijke rol. Kernwaarden binnen de palliatieve zorg zijn de beschikbaarheid van de huisarts voor thuisbezoeken en voor zorg buiten kantooruren; medische competentie en samenwerking met andere professionals; aandacht van de huisarts en continuïteit van zorg. Er is een groeiend besef dat palliatieve zorg steeds meer een zorg in het eindstadium van chronische ziekte is. Dus behalve kankerpatiënten hebben ook patiënten met COPD, hartfalen en dementie palliatieve zorg nodig. Om hierop in te spelen is het PaTz-project ontwikkeld. Hierbij komen huisartsen en wijkverpleegkundigen tweemaandelijks bij elkaar om hun patiënten in palliatieve zorg te bespreken. Daarbij is een deskundige aanwezig. De deelnemers identificeren hun patiënten in de palliatieve fase en houden van hen een Palliatieve Zorg Register bij. Vervolgens wordt voor deze patiënten een zorgplan opgesteld en dit wordt uitgevoerd, waarbij de wensen van de patiënt en diens netwerk centraal staan.

3.1 Inleiding

Vorig jaar kwam er een man op mijn spreekuur wiens echtgenote kort daarvoor aan de complicaties van COPD was overleden. Hij was verdrietig, omdat hij nog veel had willen bespreken en daar was geen tijd voor geweest. Hij wist ook niet dat de toestand van zijn vrouw zo slecht was. Ik voelde me schuldig. Ik had me in slaap laten sussen, omdat ik haar regelmatig zag. Dan zat ze in haar scootmobiel onder de afzuigkap in het winkelcentrum een sigaretje te roken, want stoppen met roken was haar nooit gelukt. We zwaaiden, wisselden een paar woorden en ik liep door. De vorige exacerbatie was ik alweer vergeten en het feit dat iemand in GOLD-stadium IV nog maar een beperkte levensverwachting heeft, realiseerde ik me onvoldoende.

huisarts, projectleider PaTz, Amsterdam

B. Schweitzer (✉)
projectleider PaTz, Amsterdam, The Netherlands

© 2014 Bohn Stafleu van Loghum, onderdeel van Springer Media BV
A.J. Berendsen, F.M. van Soest (Red.), *Inzichten in de palliatieve zorg*,
DOI 10.1007/978-90-368-0826-2_3

Dat had dan ook niemand met de familie gecommuniceerd. Palliatieve zorg, je doet het maar één keer in iemands leven en dan moet het goed zijn.

3.2   De ontwikkeling van de palliatieve zorg in Nederland

Volgens de WHO-definitie is palliatieve zorg een benadering die de kwaliteit van het leven verbetert van patiënten en hun naasten die te maken hebben met een levensbedreigende aandoening. Dit komt tot stand door het voorkomen en verlichten van lijden, door middel van vroegtijdige signalering en zorgvuldige beoordeling en behandeling van pijn en andere problemen van lichamelijke, psychosociale en spirituele aard. Die benadering vindt zijn oorsprong in de eerstelijnszorg en in de zorg zoals die in de gemeenschap van oudsher werd gegeven.[1]

Dame Cicely Saunders, een Engelse verpleegkundige die later arts en schrijfster werd, wordt beschouwd als de moeder van de hospicebeweging en van de moderne palliatieve zorg. Haar oorspronkelijke visie was vooral met zeer goede zorg het lijden van patiënten in het aangezicht van de dood te verlichten. Zij vestigde de aandacht op de behoefte van de patiënt dat deze ervan verzekerd kon zijn dat professionele zorgverleners aandacht voor hem als individu hebben en, vooral, hem niet in de steek laten als de nood het hoogste is. Zo'n persoonlijke relatie aangaan was in de vorige eeuw bij uitstek de rol van de huisarts.

Een grote stap voorwaarts in de palliatieve zorg was de ontwikkeling van de hospicebeweging, die enorm heeft bijgedragen aan de moderne inzichten over palliatie. Er is veel veranderd sinds de start in 1967 van het eerste hospice, St. Christophers, in Londen. De werkwijze van Saunders en haar medewerkers zorgde ervoor dat er behalve voor pijn en symptoomcontrole ook aandacht kwam voor psychosociale en spirituele zorg. Zij gebruikte de term 'total pain' om uitdrukking te geven aan de overweldigende gevoelens van pijn en wanhoop die zich kunnen voordoen als fysieke pijn wordt beïnvloed door emoties, sociale zorgen, eenzaamheid en spirituele verwarring.[2]

In Nederland was een project in het verpleeghuis 'Antonius IJsselmonde' in 1975 een eerste mijlpaal in de verbetering van de zorg voor terminaal zieke patiënten. Ook in de eerste lijn kwam palliatieve zorg tot ontwikkeling. Veel patiënten in de terminale fase van hun ziekte zijn het grootste deel van hun laatste levensjaar thuis en de medische zorg voor hen behoort tot het domein van de huisarts.[3] Dat is een bijzondere taak, vaak een intense, rijke ervaring, die echter ook veel van huisartsen vraagt. In 1980 formuleerden de Nederlandse huisartsen een nieuw paradigma, waarin ze hun doelstelling van integrale, continue en persoonlijke zorg beschreven. Ze beschouwden de zorg thuis voor stervende patiënten als een belangrijke taak om die doelstelling waar te maken.[4] Tegenwoordig hebben huisartsen in Nederland om drie redenen een sleutelpositie in de palliatieve thuiszorg. Op de eerste plaats hebben zij het eerste contact met patiënten en wijzen zij hun de weg binnen de gezondheidszorg. Verder spelen zij een belangrijke rol in de continuïteit van zorg voor patiënten en hun families, vooral als er sprake is van multipele morbiditeit. En ten slotte zijn huisartsen nog steeds gezinsartsen: hun zorg strekt zich ook uit tot de familie en zij (of hun waarnemers) maken thuis visites, 24 uur per dag, zeven dagen per week.

Kritiek op de rol van de huisartsen in de palliatieve terminale zorg thuis ontstond eind jaren tachtig van de vorige eeuw toen de belangstelling voor palliatieve zorg snel toenam.[5] Het ontbreken van samenwerking met de specialistische zorg en de thuiszorg, matige continuïteit van zorg, slechte toegankelijkheid en een gebrek aan kennis en vaardigheden werden genoemd. Hoewel huisartsen in hun opleiding training in palliatieve zorg krijgen, kost het tijd om in dit complexe veld ervaring op te bouwen, temeer omdat een huisarts jaarlijks gemiddeld maar vijf patiënten in palliatieve zorg heeft. De oplossing hiervoor werd gezocht in een verbetering van de training in het palliatieve veld. Zo werd onder andere het 'peergroeptrainingstraject' gestart. Ook werden huisartsen beter ondersteund door een toenemend aantal deskundigen op palliatief gebied die (telefonisch) consult geven. Steun kwam er ook van het Integraal Kankercentrum Nederland (IKNL) dat landelijke richtlijnen en brochures verzorgde.

In de ontwikkeling van de palliatieve zorg speelt de eerste lijn dus een belangrijke rol. In een recente brief aan de Tweede Kamer stelt de staatssecretaris van Volksgezondheid Welzijn en Sport (VWS) dat de actuele benadering van de Nederlandse regering is te willen voorzien in de best mogelijke kwaliteit van leven voor de patiënt en zijn omgeving, terwijl de palliatieve zorg zo veel mogelijk deel blijft uitmaken van reguliere zorg. Dat betekent dat ook in de toekomstige palliatieve zorg een grote rol is weggelegd voor huisartsen en wijkverpleegkundigen.[6]

3.3   Het NHG-Standpunt Huisarts en palliatieve zorg

Eind 2009 accordeerde de ledenvergadering van het NHG het NHG-Standpunt *Huisarts en palliatieve zorg* als toekomstvisie op de palliatieve zorg, met aanbevelingen voor de huisarts. Het standpunt gaat ervan uit dat iedere huisarts deze vorm van zorg kan bieden, maar beveelt ook aan tijdig palliatief deskundigen in te schakelen als er specifieke kennis nodig is die de huisarts zelf niet in huis heeft. Kernboodschap is ook dat de eigen huisarts de zorg levert. Omdat continue persoonlijke beschikbaarheid niet mogelijk is, kan in tweede instantie worden uitgeweken naar een bekende collega of, in derde instantie, naar een huisartsenpost.

Cruciaal is dat de huisarts een anticiperend beleid voert, en in samenspraak met andere professionals de zorgbehoeften van de patiënt in kaart brengt, waarbij wordt gelet op somatische, psychische, sociale en spirituele aspecten. Ook zorgt de huisarts ervoor dat de huisartsenpost tijdig op de hoogte is van de situatie van de patiënt.[7]

3.4   Eerstelijns palliatieve zorg, de stand van zaken

In het onderzoek van Sander Borgsteede naar de meningen van patiënten en huisartsen over goede palliatieve zorg bleken deze een vergelijkbare visie te hebben op goede zorg in de laatste levensfase.[8] Zij identificeerden vier kernwaarden die zij het meest waarderen in palliatieve zorg:

1. beschikbaarheid van de huisarts voor thuisbezoeken en voor zorg buiten kantooruren;
2. medische competentie en samenwerking met andere professionals;
3. aandacht van de huisarts;
4. continuïteit van zorg.

Als we die onder de loep nemen en proberen in te schatten hoe daaraan invulling gegeven wordt, dan valt het volgende op.

3.4.1   Beschikbaarheid van de huisarts voor thuisbezoeken en voor zorg buiten kantooruren

De huisarts is beschikbaar voor huisbezoeken en maakt die ook regelmatig, zeker in de terminale fase. Het gemiddeld aantal visites in de laatste levensweek bedroeg in Nederland in 2007 5,1. Een parttime werkende huisarts zal deze zorg met zijn directe collega delen. De kwaliteit van de palliatieve zorg buiten kantooruren wordt echter door de huisartsen zelf als 'mager' beoordeeld.[9] Vroeger verleenden huisartsen deze zorg ook buiten kantooruren zelf, tegenwoordig maakt een groot deel van de huisartsen gebruik van door de huisartsenposten geleverde zorg. Drie grote problemen beïnvloeden de kwaliteit van zorg. Het belangrijkste probleem is het gebrek aan adequate informatie verstrekt door de huisarts aan de huisartsenpost. Op de tweede plaats wordt de kwaliteit van zorg buiten kantooruren negatief beïnvloed door het ontbreken van anticiperende zorg overdag. En op de derde plaats hebben de huisartsenposten geen beleid op het gebied van palliatieve zorg ontwikkeld, waardoor telefoontjes met betrekking tot palliatieve zorg niet met voorrang behandeld worden en er geen extra tijd beschikbaar is voor visites.

3.4.2   Medische competentie en samenwerking met andere professionals

De medische competentie is verbeterd door gerichte aandacht voor palliatieve zorg binnen de beroepsopleiding. Er zijn de 'peergroepen', er zijn diverse goede nascholingen beschikbaar, en er is een kaderopleiding palliatieve zorg. Er wordt regelmatig een beroep gedaan op de Palliatieve Helpdesk, al valt daarbij op dat vooral ervaren huisartsen bellen. De samenwerking met de tweede lijn is sterk persoonsgebonden, er zijn geen duidelijke richtlijnen om die vorm te geven. De samenwerking met thuiszorgorganisaties en wijkverpleegkundigen verschilt per locatie. Deze wordt in de grote steden sterk bemoeilijkt door de grote toename van het aantal organisaties. Zo zijn er in Amsterdam momenteel meer dan veertig thuiszorginstanties.

3.4.3 Aandacht van de huisarts

Palliatieve zorg is 'core business' voor een huisarts en zo ervaart hij dat ook. Al zijn kennis en vooral zijn vaardigheid in communicatie is nodig en moet benut worden. De aandacht van de huisarts is er. Die is wel vooral gericht op fysieke en psychologische zaken; sociale en spirituele zaken komen minder aan bod.[10]

3.4.4 Continuïteit van zorg

Continuïteit van zorg vormt een probleem. Hiervoor is dat al geschetst waar het de eerstelijnszorg buiten kantooruren betreft. Ook de zorg voor patiënten die door huisarts en specialist worden behandeld vormt echter geen continuüm. Communicatie over en weer laat te wensen over, ontslag uit en opname in de kliniek vinden vaak op onverwachte momenten plaats en overdracht van gegevens gebeurt dan niet altijd. Binnen de eerste lijn kennen huisarts en wijkverpleegkundige elkaar vaak onvoldoende, hetgeen de samenwerking in de zorg bemoeilijkt.

3.5 Naar een nieuw model van palliatieve zorg

Tien jaar geleden werd onder palliatieve zorg vooral de zorg voor terminale kankerpatiënten verstaan. Tegenwoordig zijn zorgverleners zich er steeds meer van bewust dat palliatieve zorg soms al maanden, of zelfs jaren, voor de dood kan starten. Lynn en Adamson presenteerden een zorgmodel waarin palliatieve zorg als een continuüm wordt gepresenteerd, dat begint in de vroege fase van de ziekte. Volgens dit model kunnen curatieve of levensverlengende behandelingen tegelijkertijd met palliatieve behandelingen worden gegeven, waarbij geleidelijk de nadruk verschuift naar palliatie. Toch vindt de overgang van curatieve behandelingen naar palliatieve in de praktijk nog vaak in een laat stadium van het ziektetraject plaats.

Er is bovendien een groeiend besef dat palliatieve zorg steeds meer een zorg in het eindstadium van chronische ziekte is. Dat wil zeggen, dat bijvoorbeeld naast kankerpatiënten patiënten met COPD, hartfalen en dementie palliatieve zorg nodig hebben. Terwijl bij patiënten met kanker het in samenspraak met de specialist vaak duidelijk is wanneer er geen therapeutische opties meer zijn, is het markeren van de palliatieve fase bij andere groepen patiënten vaak moeilijker voor de huisarts. Vroegtijdige identificatie van patiënten die palliatieve zorg nodig hebben vraagt een andere manier van denken van de huisarts.[11]

3.5.1 De ontwikkeling van het PaTz-model

De positie van de huisartsgeneeskundige palliatieve zorg wordt dus gekenmerkt door huisartsen die deze zorg graag willen verlenen en daar ook voor opgeleid zijn, terwijl er op het gebied van coördinatie (de samenwerking met de thuiszorg) en continuïteit (de huisartsenposten) nog veel te verbeteren valt. Het nieuwe model van palliatieve zorg betekent dat in de toekomst meer en andere groepen patiënten voor palliatieve zorg in aanmerking komen.

Een mogelijk hulpmiddel om de samenwerking te versterken is de Landelijke Eerstelijns Samenwerkings Afspraak (LESA) Palliatieve Zorg.[12] De LESA dient om regionaal afspraken te maken. Deze richtlijnen voor samenwerking tussen huisartsen en wijkverpleegkundigen zijn echter in de praktijk lastig te integreren en toe te passen in het dagelijks werk. In Amsterdam leverde een jaar vergaderen met de LESA in de hand niets concreets op. De LESA dreigt een papieren tijger te worden.

Uit literatuuronderzoek bleek dat er in Engeland met het Gold Standards Framework (GSF) een model is ontwikkeld dat ook praktisch toepasbaar zou kunnen zijn in Nederland. Het is een systematische, evidence-based werkwijze,[13] die voorziet in het vroegtijdig herkennen van patiënten in de palliatieve fase en het samenstellen van een Palliatieve Zorg Register. GSF is kleinschalig en lokaal georganiseerd rond individuele casuïstiek, zodat het nauw aansluit bij de dagelijkse zorg. Doel is het verhogen van de kwaliteit van zorg voor patiënten en hun naasten in het laatste levensjaar van de patiënt. Medio 2012 deed 90% van de Engelse huisartsen hieraan mee. Daarbij moet wel vermeld worden dat de structuur van de gezondheidszorg in Engeland anders is dan in Nederland, en dat meedoen ook positieve financiële consequenties had.

Toch lijken de uitkomsten zo positief dat een Nederlands concept werd ontwikkeld, het PaTz-project, waarin dezelfde principes als in het GSF worden gehanteerd. PaTz staat voor *pa*lliatieve *t*huiszorg. In 2010 werd een pilot gestart: vier Amsterdamse huisartsengroepen en wijkverpleegkundigen van diverse thuiszorgorganisaties kwamen gedurende een jaar tweemaandelijks bij elkaar om over hun patiënten in palliatieve zorg te praten. Bij elke bijeenkomst was een palliatieve zorgdeskundige (een consulent palliatieve zorg van het IKNL) aanwezig. De deelnemers identificeerden hun patiënten in de palliatieve fase en hielden van hen een Palliatieve Zorg Register bij. Vervolgens werd voor deze patiënten een zorgplan opgesteld en uitgevoerd, waarbij de wensen van de patiënt en diens netwerk centraal stonden.

Het PaTz-project werd vanaf de start onderzocht en geëvalueerd door het EMGO-instituut van de Vrije Universiteit. Allereerst bleek hieruit dat PaTz in de praktijk goed uitvoerbaar is. Wijkverpleegkundigen en huisartsen gaven in focusgroepen aan dat ze zeer te spreken waren over deelname aan PaTz, met name omdat contact en vertrouwen tussen hen verbeterden. Het bleek in praktijk goed haalbaar om zes bijeenkomsten per jaar te hebben. Een belangrijk aandachtspunt voor het opzetten van een nieuwe groep bleek het zorgen voor een evenwichtige samenstelling van de groep (verhouding huisartsen en wijkverpleegkundigen; vaste deelnemers). Het is onder meer belangrijk om te zorgen voor vertegenwoordiging van de belangrijkste thuiszorgorganisaties in de wijk.

Praktische uitvoerbaarheid van PaTz is natuurlijk een eerste vereiste voor het succes ervan, daarnaast is belangrijk dat PaTz positieve invloed heeft op de verleende zorg en zorguitkomsten. Hoewel door de bescheiden schaal van de pilot (vier PaTz-groepen) de aantallen in het kwantitatieve deel van het evaluatieonderzoek niet erg groot waren, is gebleken dat PaTz invloed heeft op zorg en zorguitkomsten.

Zo gaven huisartsen na implementatie van PaTz een beter cijfer voor de coördinatie van palliatieve zorg en stelden zij vaker een zorgplan op voor patiënten in de laatste levensfase dan in de periode daarvoor. Daarnaast bleek dat in het jaar na de start van PaTz patiënten vaker meer dan een maand voor overlijden al een palliatief behandeldoel hadden, minder vaak in de laatste maand in het ziekenhuis opgenomen werden, en de huisarts vaker op de hoogte was van de gewenste plaats van overlijden van de patiënt. Ten slotte leek PaTz ook invloed te hebben op het vroeger signaleren van de palliatieve fase, al werd dit alleen gevonden voor kankerpatiënten; voor patiënten met andere diagnoses was er geen verschil.

Een bijkomend voordeel is dat huisartsen en wijkverpleegkundigen elkaar beter leren kennen en elkaar ook op andere terreinen (denk aan de ouderenzorg) gemakkelijker vinden. De groepen vormen een 'veilige' omgeving voor intervisie. Angsten en onzekerheden kunnen besproken worden. Met elkaar meeleven, emotionele ondersteuning, is een belangrijk element: een 'peergroepeffect'. Ook de deskundigheid neemt toe: er is altijd een externe deskundige aanwezig, maar ook de veelheid aan ziektebeelden die over tafel gaat verbreedt ieders horizon. Het loont om zaken waar iedereen mee zit eens extra door te spreken. Het versterkt het vertrouwen in eigen mogelijkheden om patiënten thuis te kunnen ondersteunen, je doet het niet alleen, je krijgt grip op de palliatieve zorg. De kracht van PaTz zit in het gezamenlijk, inhoudelijk, laagdrempelig werken aan een betere palliatieve zorg!

3.5.2 De PaTz-methodiek

PaTz heeft tot doel de kwaliteit van palliatieve thuiszorg te verbeteren, en hanteert daarbij drie kernpunten:

1. Primair de samenwerking van huisarts en wijkverpleegkundige versterken (gezamenlijk overleg zesmaal per jaar; deskundigheidsbevordering, peergroep).
2. Tijdige identificatie van patiënten die palliatieve zorg nodig hebben in een Palliatieve Zorg Register.
3. Op patiëntenbehoefte gebaseerd zorgplan opstellen en uitvoeren.

Om dit doel te bereiken wordt gebruikgemaakt van een stappenplan dat bestaat uit de vijf stappen die hierna worden toegelicht.

3.5.3 Stappenplan

1. *Ken jezelf en elkaar.*
   In een eerste sessie is het belangrijk om daarbij stil te staan. Wat doen we eigenlijk als huisarts en als wijkverpleegkundige? Hoe is onze samenwerking tot nu toe verlopen? Wat zijn onze sterke en zwakke kanten? En hoe kunnen we elkaar gemakkelijk bereiken?

2. *Identificeer.*
Hier ligt een van de belangrijkste uitdagingen van het PaTz-project. Goede palliatieve zorg kan pas verleend worden als je weet aan wie je dat moet doen. Vroegtijdige identificatie maakt gerichte hulp mogelijk. Hoewel we weten dat 1% van de bevolking elk jaar overlijdt, is het moeilijk om diegenen te identificeren die in hun laatste levensjaar zijn. In de gemiddelde huisartsenpraktijk sterven ongeveer twintig patiënten per jaar: één tot twee plotseling, vijf aan kanker, zes aan een chronische ziekte, en zeven tot acht aan dementie of 'frailty'.[6] Er is een aantal hulpmiddelen ontwikkeld om identificatie te vergemakkelijken. Binnenkort komen ook methoden beschikbaar om in de huisartsinformatiesystemen te zoeken. Een heel belangrijk instrument is echter de eigen inschatting van huisarts en wijkverpleegkundige: zou het me verbazen als deze patiënt binnen een jaar kwam te overlijden?

3. *Onderzoek.*
Hierbij wordt de situatie van de patiënt in beeld gebracht, uitgaande van diens wensen en behoeften. Wat is er medisch nodig? Wat zijn de persoonlijke vragen van de patiënt? Op welke plek wil hij verzorgd worden en waar zou hij uiteindelijk willen overlijden? Hoe is de psychosociale situatie? Zijn er vragen op het gebied van zinbeleving en spiritualiteit? Is er ruimte om afscheid te nemen? En ook erg belangrijk: wat is er voor de (mantel)zorgers nodig?
Vastleggen wat in deze fase onderzocht is, ondersteunt het palliatieve zorgproces. Daarbij wordt gebruikgemaakt van onder andere het Palliatieve Zorg Register. Dat is een eenvoudig systeem waarin alle patiënten die palliatieve zorg nodig hebben zijn opgenomen met de 'basisgegevens'. Het register dient als geheugensteuntje en als onderlegger voor de PaTz-bijeenkomsten. Het biedt ook de mogelijkheid om de eigen verrichtingen in kaart te brengen en ervan te leren. Na het overlijden is het gemakkelijker om de zorg met alle betrokkenen te evalueren.

4. *Plan.*
Met behulp van het Palliatieve Zorg Register wordt een actieplan opgesteld. Besproken wordt wie wat gaat doen. Daarbij wordt gelet op medicatie: is er genoeg voorraad? Escape-medicatie? 'In geval dat…'-medicatie? Een actieplan dient ook om crises en onnodige ziekenhuisopnamen te voorkomen door erop te anticiperen. Zoek zo nodig contact met de tweede lijn, soms zijn patiënten zeer vertrouwd met hun behandelaars en is er met hen al veel besproken. Denk aan de coördinatie van de zorg: is er een overdracht, weet de mantelzorg wie ze moeten bellen? Is er voldoende ondersteuning/hulp geregeld? Soms is het nuttig om de planning vast te leggen in een individueel zorgplan. Niet nodig voor elke patiënt, wel als het ingewikkeld wordt en er meerdere zorgverleners bij betrokken zijn.

5. *Evalueer.*
Na het overlijden van de patiënt kan het zorgproces geëvalueerd worden: wat ging goed, wat minder, wat zijn de verbeterpunten? Verder is het goed om af en toe stil te staan bij het PaTz-proces als geheel: waar kunnen we ons werk nog verbeteren, welke kennis zou daarbij van nut kunnen zijn? Evaluatie is ook van belang om erkenning te kunnen krijgen voor het geleverde werk. Spiegelinformatie, mogelijk doordat meerdere PaTz-groepen evalueren, kan hierbij helpen.

3.6   Tot slot

Palliatieve zorg is sterk in beweging. De huisarts neemt daarbij een belangrijke plaats in. De PaTz-methode maakt het de huisarts mogelijk op een goede manier invulling te geven aan het NHG-Standpunt *Palliatieve zorg*. Daardoor krijgt hij grip op een belangrijk deel van zijn werk en de voldoening dat palliatieve zorg bij hem in goede handen is. Begin dit jaar is de Stichting PaTz opgericht, die ten doel heeft nieuwe groepen in Nederland te werven en te ondersteunen, de kwaliteit van PaTz te borgen en de effecten te monitoren. Er zijn nu meer dan 30 PaTz-groepen actief in Nederland en het aantal groeit snel. Voor meer informatie: www.patz.nu

Literatuur

1. www.who.int/cancer/palliative/definition/en
2. Doyle D, Hanks GWC, MacDonald N. Oxford textbook of Palliative Medicie. Oxford: Oxford University Press, 2001.
3. Janssens RJPA. The concept of palliative care in the Netherlands. Pall Med 2001;15:481–6.
4. Es JC van, Gill K, Huygen FJA, Lamberts H. Opnieuw de paradigma's van de huisartsgeneeskunde. Huisarts en Wet 1980;23:268.
5. Bruntink R. Editorial. Stammenstrijd. Pallium 1999;1:2.
6. Veldhuyzen van Zanten-Hyllner MLLE, staatssecretaris van Volksgezondheid, Welzijn en Sport. Verankering van palliatieve zorg in de praktijk. Brief aan de voorzitter van de Tweede Kamer der Staten Generaal 13 januari 2011.
7. NHG-Standpunt Huisarts en palliatieve zorg. Utrecht (december 2009).
8. Borgsteede SD, Graafland-Rietstra C, Deliens L, Francke AL, Eijk JThM van, Willems DL. Good end-of-life care according to patients and their general practitioners. Br J Gen Pract 2006;56:20–6.
9. Schweitzer B, Blankenstein N, Deliens L, Horst H van der. Out-of-hours palliative care provided by GP co-operatives in the Netherlands: a focus group study. Eur J Gen Pract 2011 Sep;17(3):160-6.
10. Abarshi E, Echteld M, Donker G, Block L van den, Onwuteaka-Philipsen B, Deliens L. Discussing end-of-life issues in the last months of life: a nationwide study among general practitioners. J Palliat Med 2011 Mar;14(3):323-30.
11. Thoonsen B, Groot M, Engels Y, Prins J, Verhagen S, Galesloot C, Weel C van, Vissers K. Early identification of and proactive palliative care for patients in general practice, incentive and methods of a randomized controlled trial. BMC Family Practice 2011;12:123.
12. www.nhg.org/themas/artikelen/lesa-palliatieve-zorg
13. Thomas K, Noble B. Improving the delivery of palliative care in general practice: an evaluation of the first phase of the Gold Standards Framework. Pall Med 2007;21:49–53.

Hoofdstuk 4
Het gebruik van videoconsultatie binnen de palliatieve zorg: de driehoek patiënt – eerste lijn – tweede lijn

P.D. Hoek, H.J. Schers, M.K. Dees, J.L.P. van Gurp, C.A.H.H.V.M. Verhagen, G.J. Hasselaar en prof. K.C.P. Vissers

Samenvatting Telemedicine omvat een groot aantal technieken, variërend van digitale sensoren in het kader van valpreventie en personenalarmering tot videoconsultatie. In deze bijdrage richten we ons specifiek op de mogelijkheden van videoconsultatie in de palliatieve zorg. Onderzoek bij patiënten, mantelzorgers en de verschillende professionele zorgverleners moet uitwijzen of en op welke manier teleconsultatie de palliatieve zorg aan huis kan optimaliseren. Duidelijk moet worden welke patiëntgroepen hier voordeel van kunnen hebben en wat dit betekent voor de organisatie van de palliatieve zorg aan huis. Heldere afspraken over de vorm en methode van videoconsultatie en over de verantwoordelijkheden van de verschillende hulpverleners zijn noodzakelijk om continuïteit van zorg te kunnen waarborgen en verwarring bij patiënten te voorkomen. Technologische ontwikkelingen breiden de mogelijkheden van videoconsultatie in de palliatieve zorg in de toekomst wellicht nog verder uit. Te denken valt hierbij bijvoorbeeld aan gesprekken tussen een patiënt en meerdere zorgverleners tegelijkertijd.

onderzoeker in opleiding, anesthesiologie, pijn en palliatieve geneeskunde
huisarts en unithoofd academisering en netwerken, eerstelijnsgeneeskunde
huisarts en senior onderzoeker IQ Healthcare
onderzoeker in opleiding, anesthesiologie, pijn en palliatieve geneeskunde
internist-oncoloog, medische oncologie en anesthesiologie, pijn en palliatieve geneeskunde
universitair docent, anesthesiologie, pijn en palliatieve geneeskunde
hoogleraar pijn en palliatieve zorg, anesthesiologie, pijn en palliatieve geneeskunde

P.D. Hoek (✉) · H.J. Schers · M.K. Dees · J.L.P. van Gurp · C.A.H.H.V.M. Verhagen ·
G.J. Hasselaar en prof. K.C.P. Vissers
UMC St Radboud, Nijmegen, The Netherlands

© 2014 Bohn Stafleu van Loghum, onderdeel van Springer Media BV
A.J. Berendsen, F.M. van Soest (Red.), *Inzichten in de palliatieve zorg*,
DOI 10.1007/978-90-368-0826-2_4

Casus

Mw. X is een oudere dame met COPD, GOLD-stadium IV, waarvoor zij al
langere tijd zuurstofafhankelijk is. Ze woont nog zelfstandig, samen met haar
echtgenoot, tevens haar mantelzorger, die nog in redelijke conditie is. Mw. X
heeft een beperkte actieradius (bed-stoel), mede vanwege een recente opera-
tieve ingreep. Zij en haar man lossen hun problemen graag zo veel mogelijk
samen op en om die reden wordt thuiszorg buiten de deur gehouden. De gang
naar het ziekenhuis is een enorme belasting voor hen, maar zij willen wel
graag begeleid worden door 'hun' longverpleegkundige uit het ziekenhuis.
Videoconsultatie leek hen hiervoor een mooie oplossing.

Eenmaal per twee weken heeft het echtpaar via de iPad contact met 'hun'
longverpleegkundige. Zij overlegt zo nodig tijdens of na dit consult met de
longarts of de specialist palliatieve zorg. Na het videoconsult overlegt zij telefonisch met de huisarts over het te volgen beleid. De huisarts, die hoofdbehandelaar is van mw. X, is verantwoordelijk voor de uitvoering van het besproken
beleid. Verpleegkundige adviezen worden door de verpleegkundige direct
met de patiënte besproken en achteraf met de huisarts gecommuniceerd.

Aanvankelijk waren er wat technische problemen en moesten alle partijen
aan de videoconsultatie wennen, maar nu is iedereen tevreden hierover.

Mw. X ging gedurende dit traject geleidelijk achteruit en werd minder
actief. Regelmatig werd met de verpleegkundige gesproken over de impact
die dit had op haar leven. Toekomstscenario's werden met patiënte en haar
echtgenoot besproken, evenals mogelijke oplossingen voor problemen die
wellicht nog zouden optreden. Dit werd ook overlegd met de huisarts van
mw. X. Verder kreeg patiënte opiaten in verband met haar dyspneu, en werd
zij behandeld met steroïden en methylfenidaat, met tijdelijk goed effect. Zij
heeft in deze periode geen gebruik hoeven maken van de acute hulpdiensten
en geeft aan het (fysieke) polikliniekbezoek niet gemist te hebben.

4.1   Inleiding

Door de ontwikkelingen binnen de medische wetenschap en de toegenomen levensverwachting neemt het aantal chronisch zieke patiënten steeds verder toe.[1,2] Ook
kanker wordt in toenemende mate gezien als een chronische aandoening. Patiënten
met een chronische aandoening worden behandeld zowel door de huisarts als door
de betrokken intramurale specialist; zoals de longarts bij COPD, de cardioloog bij
hartfalen en de oncoloog bij kanker.[3,4] Deze behandeling is in eerste instantie
vooral ziektegericht; ziekteprogressie wordt zo veel mogelijk bestreden en zo wordt
gestreefd naar verbetering of behoud van kwaliteit van leven.

Vroeger of later komt er echter een (geleidelijke) omslag in het beloop van een
chronische aandoening. De ziektegerichte behandeling heeft dan onvoldoende

positief effect op de kwaliteit van leven en de patiënt heeft toenemend behoefte aan ondersteunende, palliatieve zorg.[5] Deze zorg richt zich op optimalisatie van de kwaliteit van leven, op zowel fysiek, psychosociaal als spiritueel niveau.[6] De ziektegerichte behandeling wordt gecontinueerd zolang dit zinvol is, maar kan in toenemende mate worden ondersteund door, of aangevuld met, palliatieve zorg. In de loop van het ziekteproces zal het aandeel van de palliatieve zorg toenemen ten opzichte van de ziektegerichte behandeling. Indien een complex beloop wordt voorzien, kan vroegtijdig een specialistisch team palliatieve zorg worden ingeschakeld. Palliatieve zorg in klassieke zin – toegepast in de laatste weken van het leven, in aansluiting op een afgesloten curatief behandeltraject – is daardoor steeds minder van toepassing.[7]

Voorgaande benadering is een 'ideaalbeeld' van palliatieve zorg. In de dagelijkse praktijk staan twee belangrijke knelpunten deze benadering in de weg. Deze knelpunten zijn: 1) tijdige identificatie door de betrokken zorgverleners van chronisch zieke patiënten die baat (kunnen) hebben bij palliatieve zorg, en 2) de rolverdeling tussen de huisarts en de intramurale specialist(en) betreffende de palliatieve zorg aan huis: de organisatie van palliatieve zorg.

4.2 Identificatie van patiënten

Het is veelal onduidelijk wanneer in het chronisch ziekteproces palliatieve zorg moet worden opgestart. Zowel huisartsen als intramurale specialisten hebben (nog) geen adequaat signaleringssysteem om patiënten tijdig te identificeren die gebaat zijn bij een aanvullende palliatieve zorgbenadering, nu of in de nabije toekomst. Als gevolg hiervan wordt palliatieve zorg vaak pas in het eindstadium van de ziekte ingezet. Dit kan het gevolg zijn van onduidelijkheid over indicatoren waarmee vastgesteld wordt of en wanneer palliatieve zorg moet worden gestart. Tevens kan dit het gevolg zijn van onvoldoende informatieoverdracht tussen de eerste en de tweede lijn.

4.2.1 Indicatoren

Het identificeren van patiënten met een mogelijke behoefte aan palliatieve zorg op basis van prognose, is vaak problematisch, vooral indien het patiënten betreft met niet-oncologische aandoeningen als COPD en hartfalen. De vraag: 'Zou ik verbaasd zijn als deze patiënt zou overlijden in de komende twaalf maanden?', kan helpen bij het inschatten van de prognose.[8] De richtlijn *Palliatieve zorg voor mensen met COPD* adviseert het gebruik van patiëntkenmerken die 'voorspellen' of een patiënt baat zou kunnen hebben bij palliatieve zorg, als handvat om tijdig te kunnen starten met palliatieve zorg voor chronisch zieke patiënten.[8]

4.2.2   Informatieoverdracht

Huisartsen vervullen een centrale rol binnen de Nederlandse gezondheidszorg. Vanuit het oogpunt van de patiënt zijn zij, idealiter, het centrale aanspreekpunt voor de patiënt; de huisarts verzamelt informatie vanuit de verschillende specialismen waar de patiënt onder behandeling is en houdt het overzicht en de coördinatie over de zorg voor de patiënt.[9] Zodoende is de huisarts, bij uitstek, de zorgverlener die patiënten vroegtijdig kan identificeren die baat kunnen hebben bij palliatieve zorg.

Bij patiënten met een chronische aandoening krijgt de huisarts echter niet altijd de juiste signalen dat de patiënt en zijn mantelzorger extra ondersteuning nodig hebben en dat alleen ziektegerichte interventies niet meer volstaan. Als gevolg hiervan wordt ondersteunende, palliatieve zorg vaak niet tijdig ingezet. Door huisartsen hierover in een vroeg stadium te informeren en actief bij de behandeling te betrekken, zijn zij beter in staat om patiënten te identificeren die behoefte hebben aan palliatieve zorg. Dit vraagt om een proactieve instelling van de betrokken (intramurale) zorgverleners. Ook van de huisarts wordt een proactieve instelling gevraagd. Als hij bemerkt dat een patiënt frequenter behoefte heeft aan specialistische zorg of dat de ingezette interventies steeds minder effect hebben, kan deze patiënt worden geïdentificeerd als iemand die mogelijk baat heeft bij palliatieve zorg.

4.3   Organisatie van palliatieve zorg

In de gehele palliatieve fase is een belangrijke rol weggelegd voor de huisarts. Het Nederlands Huisartsen Genootschap (NHG) stelt dat palliatieve zorg generalistische zorg is die specialistisch moet worden ondersteund.[10] De rollen en verantwoordelijkheden van de huisarts en de intramurale specialist(en) zijn echter, binnen de huidige palliatieve zorg aan huis, niet duidelijk gedefinieerd. Iedere huisarts, specialist en patiënt moet dus 'het wiel opnieuw uitvinden'. Dit kan tot verwarring leiden bij de patiënt, voor wie niet altijd duidelijk is wie de centrale behandelaar is.[11] In het slechtste geval krijgt palliatieve zorg door de huisarts dan een reactief karakter, gekenmerkt door begrippen als 'crisismanagement' en 'terminale zorg'. Ondertussen verleent de intramurale specialist alleen klinische zorg op zijn deelgebied. Het gevolg is een niet-continue zorg die suboptimaal is voor de patiënt. In het beste geval is er een samenwerking tussen intra- en extramurale zorgverleners met adequate onderlinge communicatie en een duidelijke onderlinge rolverdeling. Het gevolg daarvan is goed op elkaar afgestemde zorg met een hoge mate van continuïteit. Deze samenwerking met andere professionals in de laatste fase van het leven is dus van groot belang voor kwalitatief goede palliatieve zorg.[12]

Telemedicine kan een manier zijn om de informatieoverdracht en de samenwerking tussen de huisartsenzorg en de intramurale zorg te optimaliseren, onafhankelijk van de locatie waar de patiënt zich bevindt. Door rechtstreekse, actieve communicatie tussen de betrokken zorgverleners, kunnen afspraken direct worden gecommuniceerd en wordt discontinuïteit in de zorg voorkomen. Hierdoor kan een tijdige, proactieve start worden gemaakt met palliatieve zorg.

4.4   Wat is telemedicine? Definitie en beschrijving

Telemedicine, ook wel 'zorg op afstand' genoemd, is het gebruik van informatie- en communicatietechnologieën (ICT) met als doelen: 1) het delen en up-to-date houden van patiënteninformatie en 2) klinische zorg en gezondheidsvoorlichting geven aan patiënten en professionals, terwijl fysieke afstand hen scheidt.[13] Telemedicine omvat een groot aantal technieken, variërend van digitale sensoren in het kader van valpreventie en personenalarmering tot videoconsultatie. In deze bijdrage willen we ons richten op de mogelijkheden van videoconsultatie. Dit is een specifieke vorm van telemedicine die wordt ingezet voor real time audiovisuele communicatie.[14] Binnen de gezondheidszorg kan videoconsultatie toegepast worden tussen de patiënt en de intramurale specialist, tussen de patiënt en de huisarts, tussen de huisarts en de intramurale specialist en tussen alle drie tegelijkertijd. Op deze manier is (audiovisuele) communicatie mogelijk die kan bestaan uit: kennisoverdracht, wederzijdse advisering, anamnestische inventarisatie, monitoring van behandeling of beloop, en overleg. Dit kan zowel op basis van voorafgemaakte (tijds)afspraken, als vraag-, crisis-, of noodgestuurd. Op basis van de huidige ervaring lijkt de visuele component, die deze vorm van communicatie ondersteunt, ervoor te zorgen dat de contacten rijker aan informatie zijn dan tijdens één-op-één contacten per telefoon. Of videoconsultatie ook leidt tot een betere kwaliteit van zorg, is nog nauwelijks onderzocht binnen het veld van de palliatieve zorg. Binnen enkele andere vakgebieden (o.a. de kindergeneeskunde) is telemedicine al wel kosteneffectief gebleken.[15]

4.4.1   Videoconsultatie in de praktijk

In het UMC St Radboud te Nijmegen vindt momenteel onderzoek plaats naar de toepassingen van videoconsultatie binnen de praktijk van de palliatieve zorg in de thuissituatie. De gedachte achter dit onderzoek is, dat de betrokken hulpverleners door deze directe vorm van communicatie eenvoudiger goede onderlinge afspraken kunnen maken; de hulpverleners zijn via 'korte lijntjes' bij elkaar betrokken, wat het mogelijk maakt om als team de patiënt te vervolgen. Door deze transmurale teamzorg kan de continuïteit van zorg worden geoptimaliseerd[16] en daarmee de kwaliteit van de zorg als geheel. Samenvattend verwachten we dat videoconsultatie de kwaliteit van palliatieve zorg aan huis op twee manieren positief zal beïnvloeden: 1) door verbeterde samenwerking tussen zorgverleners uit de eerste en tweede lijn, en 2) doordat patiënten participeren vanuit hun vertrouwde omgeving.

In dit onderzoek wordt videoconsultatie toegepast in het contact tussen de patiënt en een zorgverlener (meestal een specialistisch verpleegkundige) van het specialistisch team palliatieve zorg, op een vooraf afgesproken tijdstip. De verpleegkundige 'belt' de patiënt door middel van de applicatie 'videobellen' (FaceTime®) op een tabletcomputer (iPad). De patiënt krijgt een melding op zijn tabletcomputer dat hij gebeld wordt ('de telefoon gaat over'), met één druk op de knop ('opnemen') wordt de verbinding tot stand gebracht, waarbij de patiënt hoorbaar en zichtbaar wordt voor de verpleegkundige en andersom.

Tijdens het gesprek inventariseert de verpleegkundige (proactief) de klachten van de patiënt en overlegt hierover zo nodig met de specialist palliatieve zorg. Daarna volgt telefonisch overleg met de huisarts. Ook de huisarts kan deelnemen aan het videogesprek door een huisbezoek af te leggen bij de patiënt tijdens een van de geplande videoconsultaties.

Het onderzoek bestaat uit twee delen. In het eerste deel wordt gekeken naar de sociale, ethische en organisatorische aspecten van videoconsultatie in de palliatieve zorg aan huis: zijn zorgverleners in staat 'goede' palliatieve zorg te verlenen op afstand? Is het een gemis dat je de patiënt alleen ziet en niet kunt aanraken? Wat vinden zorgverleners hiervan? En wat vindt de patiënt zelf?

Het tweede deel is een gerandomiseerd onderzoek, waarbij wordt bekeken of structureel contact via videoconsultatie de palliatieve zorg aan huis voor patiënten kan verbeteren. Neemt de symptoomlast (zowel op fysiek als psychosociaal gebied) af en wordt de druk op de mantelzorger verminderd, doordat er structureel contact is en er proactief op symptomen kan worden gereageerd? Leidt het regelmatige contact tussen de zorgverleners onderling (telefonisch) en met de patiënt tot een betere continuïteit van zorg? En zorgen deze verbeteringen er uiteindelijk voor dat meer mensen langer thuis kunnen verblijven gedurende de palliatieve fase en dat minder (crisis)opnamen noodzakelijk zijn? Als videoconsultatie inderdaad het positieve effect heeft dat hiervoor is beschreven, zullen we verder moeten onderzoeken hoe dit in de dagelijkse praktijk kan worden geïntegreerd en bij welke patiënten. Op deze vragen wordt verderop nader ingegaan.

4.4.2 Voor- en nadelen van videoconsultatie

Videoconsultatie heeft een (potentieel) groot aantal voordelen. Het wordt mogelijk kennis te delen tussen zorgverleners uit de eerste en de tweede lijn en samen een patiënt te vervolgen. De patiënt heeft gemakkelijker toegang tot zorg, ook bij verminderde mobiliteit. Toch blijft de fysieke afstand bestaan. Het zal blijven voorkomen dat een zorgverlener de patiënt 'in het echt' moet zien om een diagnose te kunnen stellen of een behandeling uit te voeren. Neem bijvoorbeeld een patiënt met een prostaatcarcinoom, die klaagt over rugpijn en het niet goed kunnen ophouden van zijn urine. Deze patiënt zal 'in het echt' lichamelijk

onderzocht moeten worden op een retentieblaas, neurologische uitval of een dreigende dwarslaesie. Videoconsultatie is in dit geval onvoldoende toereikend om
de diagnose te stellen, maar voldoet wel voor een eerste screening en kan ervoor
zorgen dat tijdig actie wordt ondernomen.

Videoconsultatie geeft de hulpverlener de mogelijkheid om de patiënt te zien en
te spreken in diens vertrouwde thuisomgeving. Dit geeft aanvullende informatie
over de toestand van de patiënt (oogt hij kortademig of vermoeid?) en zijn omgeving (comfortabel? rommelig? vies?). Deze informatie ontbreekt tijdens een tele-
foongesprek of een gesprek in de spreekkamer. Deze visuele component brengt ook
'valkuilen' mee. Een patiënt is slechts gedeeltelijk zichtbaar tijdens videoconsultatie. Een 'ascitesbuik' kan tijdens videoconsultatie (onbewust) verborgen blijven,
terwijl deze tijdens 'echt' contact direct opgevallen zou zijn.

Ook de gebruikte beeldtechniek brengt beperkingen mee. Een recent voorbeeld
betreft een patiënt met icterus als gevolg van afgesloten galwegen. Deze icterus
werd pas in het ziekenhuis opgemerkt, toen de patiënt werd opgenomen voor aanvullende diagnostiek op verdenking van een longembolie. Via het scherm van de
tabletcomputer was de geelverkleuring van de huid en de sclerae niet te zien geweest. Indien de icterus eerder via het scherm zou zijn opgemerkt, zou aanvullende
diagnostiek niet meer nodig zijn geweest en had de patiënt niet naar het ziekenhuis
hoeven komen. Dit voorbeeld geeft aan dat de interpretatie van de beelden om voor-
zichtigheid vraagt en benadrukt het belang van een structurele (multidimensionele)
en gerichte anamnese bij het gebruik van videoconsultatie.

4.5   Telemedicine; heden en toekomst

In het verlengde van de in het begin besproken casus en aan de hand van opgedane
ervaringen en voortschrijdend inzicht, worden in deze paragraaf enkele suggesties
gedaan voor de toepassing van videoconsultatie in de dagelijkse praktijk van de palliatieve zorg voor de (nabije) toekomst.

4.5.1   Patiënten

In het huidige onderzoek hebben we vooral ervaring opgedaan met videoconsultatie
bij patiënten met een oncologische diagnose in een vergevorderd stadium van hun
ziekte. In de toekomst moet deze vorm van communicatie en samenwerking binnen
de palliatieve zorg ook beschikbaar komen voor patiënten met een niet-oncologische diagnose die behoefte hebben aan palliatieve zorg. Te denken valt hierbij aan
patiënten met COPD (zie casus), hartfalen, nierinsufficiëntie en neurodegeneratieve
aandoeningen.

4.5.2 Timing

Momenteel wordt videoconsultatie vooral ingezet ter optimalisering van de laatste fase van de palliatieve zorg. Er zijn echter aanwijzingen in de recente literatuur dat er minder winst in het palliatieve traject te behalen is in deze laatste fase, maar veel meer in de periode daarvoor.[17] Het vroeg identificeren van patiënten die, naast ziektegerichte zorg, voor palliatieve zorg in aanmerking komen en het vroeg inzetten van middelen die de communicatie tussen de verschillende zorgverleners kunnen faciliteren of optimaliseren, zou dan veel winst kunnen opleveren. Zo zou videoconsultatie reeds van waarde kunnen zijn bij de gezamenlijke begeleiding van een chronisch zieke patiënt door de intramurale specialist(en) en de huisarts. Dit kan bijvoorbeeld door de huisarts door middel van videoconsultatie te betrekken bij ontslaggesprekken of een specialist bij een patiëntbespreking in de thuissituatie (multidisciplinair overleg). Videoconsultatie kan plaatsvinden in alle stadia van ziektegerichte en palliatieve behandeling. Bij patiënten die een hoog risico hebben op een complex palliatief traject kan vroeg in dit traject de samenwerking worden gezocht met de specialist palliatieve zorg binnen het ziekenhuis. Deze specialist heeft palliatieve zorg als 'kerntaak' en is speciaal getraind in het begeleiden van complexe casuïstiek. Hij werkt samen met verpleegkundigen, idealiter team.[18] De samenwerking tussen de huisarts en deze specialist kan worden gefaciliteerd en verlevendigd door videoconsultatie. Een voordeel van het vroeg inzetten van videoconsultatie in het palliatief traject is dat de huisarts en de specialist palliatieve zorg zo gedurende langere tijd samenwerken. Als de (complexe) terminale fase aanbreekt,[19] is het voor de huisarts daardoor gemakkelijker om te overleggen en advies te vragen bij de betreffende specialist palliatieve zorg (consulentfunctie).

4.5.3 Betrokkenen

De ontwikkelingen gaan snel. Op dit moment worden vooral tabletcomputers (iPads) en de daaraan verbonden software (FaceTime®) gebruikt die alleen de mogelijkheid biedt tot één-op-één contact. Inmiddels is ook een applicatie beschikbaar (FaceTalk®) met de mogelijkheid om gesprekken met meerdere betrokkenen tegelijkertijd te voeren. Hierdoor kan, gedurende een één-op-één gesprek tussen zorgverlener en patiënt, gemakkelijk een tweede, derde, vierde, etc. zorgverlener betrokken worden. Zo kan de huisarts vanuit zijn spreekkamer deelnemen aan het gesprek (of een deel ervan) tussen de patiënt en de intramurale specialist (palliatieve zorg). Andersom kan deze specialist ook gemakkelijk betrokken worden bij gesprekken tussen huisarts en patiënt en kan een patiënt betrokken worden bij een overleg tussen huisarts en specialist. Voordeel hiervan is: directe, simultane, audiovisuele communicatie tussen alle betrokkenen, waarbij 'spijkers met koppen' kunnen worden geslagen. Hierdoor 'ontmoeten' de huisarts en de intramurale specialist (palliatieve zorg) elkaar ook regelmatig. Zulke regelmatige 'ontmoetingen' dragen bij tot een succesvolle samenwerking.[20] Uit eerdere ervaringen weten we dat dit logistiek een flinke uitdaging is; drie (of meer) mensen moeten op één moment aanwezig zijn in eenzelfde gesprek. Tevens blijkt videoconsultatie niet iets wat gemakkelijk 'even tussendoor' gedaan kan worden. Dat vraagt om een strakke afstemming en adequate planning. Tevens vraagt deze vorm van communicatie om heldere afspraken omtrent het 'hoofdbehandelaarsschap' (wie is het eerste aanspreekpunt voor patiënt? wie verwoordt het gezamenlijk advies naar de patiënt?), zodat hierover bij de patiënt en de zorgverleners geen verwarring ontstaat.

Idealiter vindt de verslaglegging rondom de betreffende patiënt in een dergelijk samenwerkingsverband ook plaats in een elektronisch dossier dat voor alle betrokken zorgverleners toegankelijk is.

4.5.4   Bereikbaarheid

In de huidige studie zijn de videoconsultaties aanbodgestuurd. Ze vinden alleen plaats op vooraf afgesproken momenten. Wellicht ontstaat in de toekomst ook de mogelijkheid om in te bellen op momenten van spoed of nood. Dit zou bijvoorbeeld in eerste instantie een oproep van de patiënt naar de huisarts kunnen zijn, die hiermee zijn 'poortwachterfunctie' behoudt en samen met de patiënt kan 'kijken' of een huisbezoek nodig is. Problemen die de huisarts zelf kan oplossen, worden binnen de eerste lijn opgelost. Het zou voor de huisarts mogelijk moeten zijn om, bij twijfel of complexe problematiek, direct contact te leggen met de intramurale specialist. Deze kan dan, letterlijk, met de huisarts meekijken. De huidige consultatiefunctie van het specialistisch team palliatieve zorg, op basis van telefonisch contact, zou ook gestalte kunnen krijgen door middel van videoconsultatie. Voordelen hiervan kunnen zijn dat de consulent direct in staat is de patiënt (ten dele) visueel mee te beoordelen (bijvoorbeeld bij een stil delier of tekenen van extrapiramidale stoornissen), en de huisarts op afstand zou kunnen coachen bij het uitvoeren van complexe (be)handelingen, zoals een ascitespunctie. In het verlengde hiervan zou digitale scholing kunnen plaatsvinden. Ook E-learning en virtuele klassen behoren hierbij tot de mogelijkheden.

Literatuur

1. Cohen J, Deliens L. A public health perspective on end of life care, 1st ed. Oxford: Oxford University Press, 2012.
2. Velden LFJ van der, Francke AL, Hingstman, et al. Sterfte aan kanker en andere chronische aandoeningen. Kenmerken in 2006 en trends vanaf 1996. Utrecht: Nederlands instituut voor onderzoek van de gezondheidszorg (NIVEL), 2007.
3. Heijmans M, Spreeuwenberg P, Rijken M. Ontwikkelingen in de zorg voor chronisch zieken. Rapportage 2010. Utrecht: Nederlands instituut voor onderzoek van de gezondheidszorg (NIVEL), 2010.

4. Uijen AA, Bosch M, Bosch WJHM van den, et al. Heart failure patients' experiences with continuity of care and its relation to medication adherence: a cross-sectional study. BMC Fam Pract 2012;13:86.
5. Murray SA, Kendall M, Boyd K, et al. Illness trajectories and palliative care. BMJ 2005;330:1007–11.
6. World Health Organization. WHO Definition of Palliative Care. Geraadpleegd via www. who.int/cancer/palliative/definition/en/ op 1 juli 1 2013.
7. Lynn J, Adamson DM. Living well at the end of life. Adapting health care to serious chronic illness in old age. RAND Corporation, 2003.
8. Long Alliantie Nederland. Richtlijn Palliatieve zorg voor mensen met COPD. Amersfoort: Long Alliantie Nederland, 2011.
9. Michiels E, Deschepper R, Keulen G van der, et al. The role of general practitioners in continuity of care at the end of life: a qualitative study of terminally ill patients and their next of kin. Palliat Med 2007;21:409–15.
10. Nederlands Huisartsen Genootschap. NHG-Standpunt Toekomstvisie Huisartsenzorg 2012 Huisarts en palliatieve zorg. Utrecht: Nederlands Huisartsen Genootschap, 2012.
11. Brogaard T, Jensen AB, Sokolowski I, et al. Who is the key worker in palliative home care? Views of patients, relatives and primary care professionals. Scand J Prim Health Care 2011;29:150–6.
12. Borgsteede S, Graafland-Riedstra C, Deliens L, et al. Goede zorg in de laatste levensfase volgens patiënten en hun huisarts. Huisarts Wet 2008;51(3):120-4.
13. Bashur RL. On the definition and evaluation of telemedicine. Telemedicine J 1995;1(1):19-30.
14. Kitamura C, Zurawel-Balaura L, Wong RKS. How effective is video consultation in clinical oncology? A systematic review. Curr Oncol 2010;17:17–27.
15. Duursma F, Schers HJ, Vissers KCP, et al. Study protocol: optimization of complex palliative care at home via telemedicine. A cluster randomized trial. BMC Palliative Care 2011;10:13.
16. Gurp J van, Selm M van, Leeuwen E van, et al. Transmural palliative care by means of teleconsultation: a window of opportunities and new restrictions. BMC Medical Ethics 2013;14:12.
17. Temel JS, Greer JA, Muzikansky A, et al. Early palliative care for patients with metastatic non-small-cell lung cancer. New Engl J Med 2010;363:733–42.
18. Radbruch L, Payne S. White paper on standards and norms for hospice and palliative care in Europe: part 2. Recommendations from the European Association for Palliative Care. Europ J Pall Care 2010;17(1):22-33.
19. Borgsteede SD, Deliens L, Beentjes B, et al. Symptoms in patients receiving palliative care: a study on patient-physician encounters in general practice. Palliat Med 2007;21:417–23.
20. Foy R, Hempel S, Rubenstein L, et al. Meta-analysis: Effect of interactive communication between collaborating primary care physicians and specialists. Ann Intern Med 2010;152:247–58.

Hoofdstuk 5
Transculturele palliatieve zorg

M. van den Muijsenbergh en F. de Graaff

Samenvatting De huisarts krijgt steeds vaker te maken met migranten die palliatieve zorg nodig hebben. Culturele en religieuze opvattingen over ziekte en sterven spelen dan een belangrijke rol en kunnen botsen met de opvattingen van de huisarts. Goede zorg in deze fase betekent voor veel migranten maximale, op genezing gerichte behandeling, geen hoop ontnemen, een grote rol van de familie bij besluitvorming en zorg, vermijden van roddel en schaamtevolle situaties, helder heengaan zonder levensbekortende maatregelen en de gelegenheid voor eigen rituelen na het overlijden. Daarnaast zijn er bepaalde etnische verschillen in symptoombestrijding. Dit vraagt van de huisarts specifieke kennis en communicatievaardigheden, maar bovenal persoonlijke aandacht en betrokkenheid.

5.1 Inleiding

Elk contact tussen huisarts en patiënt is in feite transcultureel. Hun sociale achtergrond (opleiding, geografische herkomst, religie of sociale status) is vaak anders, waardoor ze wat culturele bagage betreft (gewoonten en opvattingen) verschillen. Bovendien belandt een patiënt bij een bezoek aan de huisarts in een medische omgeving, die een eigen taal en cultuur heeft. Toch bedoelen we met transculturele, interculturele of multiculturele zorg eigenlijk vooral de zorg van Nederlandse artsen voor patiënten met een (niet-westerse) migrantenachtergrond. Daarover gaat deze bijdrage. Het is belangrijk hierbij steeds te bedenken dat 'de niet-westerse cultuur'

huisarts UGC Heyendael, senior onderzoeker afdeling Eerstelijnsgeneeskunde Radboud UMC, Nijmegen, en Pharos, kennis- en adviescentrum migranten, laaggeletterden en gezondheid trainer en onderzoeker bij Projectbureau Mutant, docent toegepaste gerontologie in Windesheim en associé van The Care Factory

M. van den Muijsenbergh (✉)
Afdeling Eerstelijnsgeneeskunde Radboud UMC,
UGC Heyendael, Nijmegen, The Netherlands

F. de Graaff
UMC St. Radboud, Nijmegen, The Netherlands

© 2014 Bohn Stafleu van Loghum, onderdeel van Springer Media BV
A.J. Berendsen, F.M. van Soest (Red.), *Inzichten in de palliatieve zorg,*
DOI 10.1007/978-90-368-0826-2_5

niet bestaat, en dat in het bestuderen van culturele verschillen een risico schuilt van stereotypering. Cultuur is niet statisch, culturele opvattingen en uitingen veranderen door ervaringen en interpersoonlijke contacten en mensen binnen een 'cultuur' zijn niet homogeen. Bovendien is voor het contact tussen huisarts en patiënt het overbruggen van verschillen in opleiding, taal en ervaren discriminatie minstens zo belangrijk als het overbruggen van culturele verschillen. Uit onderzoek blijkt dat slechte communicatie tussen migrant en huisarts vaak de oorzaak is van hun beleving dat culturele verschillen hen belemmeren,[1,2] niet andersom. Uit onderzoek in de Verenigde Staten komt bovendien naar voren dat een laag opleidingsniveau meer bepalend kan zijn voor de wensen rond het levenseinde dan etniciteit.[3]

Hoewel kennis van 'culturen' dus nog geen sluitend inzicht geeft in opvattingen en waarden van de individuele patiënt, is het wel van belang om als huisarts iets te weten van veelvoorkomende verschillen tussen groepen mensen, omdat het kan aanzetten tot het gericht bevragen van deze patiënten. Er zijn in het oog springende verschillen in opvattingen en wensen ten aanzien van palliatieve zorg tussen de meeste Nederlandse huisartsen en de meeste (niet-westerse) migranten.

Hierna beschrijven wij allereerst kort welke migranten we in de huisartspraktijk tegenkomen. Vervolgens bespreken we de meest in het oog springende aandachtspunten voor de huisarts in de palliatieve zorg voor migranten op het gebied van opvattingen over goede zorg, communicatie, rol van de familie en zorg thuis, symptoombestrijding, begeleiding bij sterven en rouw. Ook geven we enkele suggesties hoe de huisarts hier het best mee kan omgaan.

5.2   Migranten in de Nederlandse huisartspraktijk

Ongeveer 20% van de Nederlandse bevolking heeft een achtergrond van recente migratie. Gesproken wordt van 'allochtoon' als de persoon zelf of één van zijn ouders in het buitenland is geboren. Iets meer dan de helft van de allochtonen, 11% van de bevolking, heeft zijn wortels buiten Europa, Noord-Amerika, Australië of Japan en wordt niet-westers allochtoon genoemd (CBS; statline.cbs.nl). Veel migranten kwamen in de tweede helft van de vorige eeuw naar Nederland: Indonesiërs, Molukkers en Surinamers als gevolg van de dekolonisatie; Chinezen, Marokkanen en Turken als gastarbeiders; Antillianen en Surinamers vanwege studie; Afghanen, Somaliërs, Irakezen, Oost-Europeanen en vele anderen als vluchtelingen. Gemiddeld kent elke huisartspraktijk zo'n 11% (250-300) niet-westers allochtone patiënten, maar in bepaalde wijken in de grote steden is meer dan de helft van de patiënten afkomstig uit een ander land.

Inmiddels zijn er in Nederland bijna 250.000 niet-westerse migranten ouder dan 55 jaar, en in 2050 zullen dat er zo'n 520.000 zijn. De grootste groepen zijn afkomstig uit Turkije, Marokko, de Antillen en Suriname. Oudere migranten hebben vaak geen of weinig onderwijs gevolgd. Meer dan 90% van de oudere Marokkaanse vrouwen in Nederland is analfabeet. Deze ouderen hebben vaak problemen met de Nederlandse taal. Ongeveer 60% van de Turkse en Marokkaanse ouderen heeft moeite om in het Nederlands een gesprek te voeren. Het opleidingsniveau van Surinaamse en Antilliaanse ouderen is in vergelijking met dat van Turkse en Marokkaanse ouderen hoger, maar ook van hen hebben sommigen moeite met de taal. Oudere vluchtelingen die op latere leeftijd naar Nederland zijn gekomen, spreken ook vaak beperkt Nederlands. Een taalbarrière leidt tot duidelijk slechtere uitkomsten van zorg. De inzet van professionele tolken kan de zorg en de tevredenheid van de patiënt overigens aanzienlijk verbeteren.[4]

Niet-westerse migranten bezoeken de huisarts relatief vaker dan andere patiënten van dezelfde sociaaleconomische klasse of met dezelfde aandoeningen,[5] waarschijnlijk omdat de geboden zorg niet altijd goed aansluit. Niet-westerse migranten zijn over het algemeen minder tevreden over de huisartsenzorg dan andere patiënten.[6] Zij hebben nogal eens het gevoel dat hun huisarts hen niet serieus neemt en te laat verwijst naar de specialist.[7] Zeker wanneer er sprake blijkt te zijn van (een ongeneeslijke vorm van) kanker, klinkt dit verwijt nogal eens.[8,9] Wanneer een huisarts echter aandacht heeft voor hun persoonlijke leven, hun culturele achtergrond en migratiegeschiedenis, en met hen op begrijpelijke wijze communiceert, zijn ook migranten zeer tevreden over de huisarts.[7] Een dergelijke cultureel-competente zorg leidt ook tot meer tevredenheid bij de (huis)arts en waarschijnlijk tot betere gezondheidsuitkomsten.[10,11]

5.3 Transculturele palliatieve zorg

5.3.1 *Verschillende opvattingen over goede zorg in de palliatieve fase*

Culturele en religieuze opvattingen over ziekte en sterven spelen in de palliatieve fase een belangrijke rol. Over het algemeen komen niet-westerse migranten uit culturen met een collectivistische inslag, die soms haaks staat op de westerse individualistische benadering. Daarnaast speelt religie bij de meeste migranten een belangrijke rol en zijn zij ervan overtuigd dat alleen God (Allah) beschikt over ziekte en het tijdstip van sterven. Dit betekent dat zij ook in de palliatieve fase, anders dan veel Nederlandse patiënten en hun huisartsen, niet zozeer gericht zijn op de best mogelijke kwaliteit van leven en een zo goed mogelijke dood, maar op zo lang mogelijk leven.[12] Second opinions, en levensverlengende ingrepen zoals infusen en sondevoeding, worden daarom vaak gewenst en gezien als goede zorg.

De Graaff interviewde een groot aantal Turkse en Marokkaanse patiënten met kanker in de palliatieve fase en hun familie. 'Goede zorg' bij een naderend levenseinde betekent voor hen: maximale, op genezing gerichte behandeling, geen hoop ontnemen, toegewijde zorg door de familie, vermijden van roddel en schaamtevolle situaties, helder heengaan zonder levensbekortende maatregelen en soms ook zorg in het land van herkomst.[13]

Het sterk gericht zijn op genezing en levensverlenging sluit niet altijd aan bij de dominante waarden in de palliatieve zorg zoals focus op kwaliteit van leven en optimale verlichting van pijn en andere symptomen. Ten slotte hebben veel migranten het idee dat in Nederland euthanasie gemakkelijk wordt toegepast. Terwijl velen vanuit religieuze motieven euthanasie volstrekt afwijzen en het onderwerp dus onbespreekbaar vinden, voelen sommigen zich soms bedreigd, juist omdat die optie in Nederland bestaat.

5.3.2 Indirecte communicatie

De Nederlandse gewoonte de infauste prognose openlijk en rechtstreeks met de patiënt te bespreken, stuit veel migranten tegen de borst. Vaak wil de familie dat de arts de diagnose en prognose aan hen vertelt en niet aan de patiënt. Zij willen de patiënt beschermen tegen dit slechte nieuws, zodat deze de hoop niet zal opgeven. [14,9] Deze beperkte bespreekbaarheid stelt huisartsen voor dilemma's, omdat deze op gespannen voet staat met dominante principes als het beroepsgeheim en recht op informed consent. Wanneer artsen geen rekening houden met de wensen van patiënt en familie, kunnen hoogoplopende ruzies het gevolg zijn. Oplossingen voor dit dilemma zijn persoonsgebonden en situatiespecifiek. Het helpt al als de huisarts erkent dat de patiënt het recht heeft om niet te weten en hoop op beterschap te hebben. Tegelijkertijd kan de huisarts aangeven dat het voor bepaalde behandelingen relevant is te weten wat de patiënt weet, wat hij wil en wat hij wil weten. Tegen een vragende in plaats van een boodschap verkondigende opstelling hebben naasten veelal minder bezwaar, zeker als zij niet verantwoordelijk worden gemaakt voor het overbrengen van die vragen of boodschappen. In de praktijk blijkt het dan toch vaak goed mogelijk de benodigde informatie te verstrekken, door uitvoerig de tijd te nemen voor de zorgen en bezwaren van de familie en met hen te overleggen hoe de noodzakelijke boodschappen (bijv. over de diagnose en mogelijke behandeling) het beste aan de patiënt zijn over te brengen. Het kan ook helpen om andere woorden te kiezen dan gebruikelijk. Zo stuit het velen tegen de borst als de arts zegt: 'Er is geen hoop op genezing meer', of: 'We kunnen niets meer doen'. Daarentegen zullen de meeste mensen het goed begrijpen en accepteren als de arts zegt: 'Het is nu in de hand van God, artsen kunnen u niet meer genezen.'

5.3.3 Grote rol van de familie bij besluitvorming

Bij de meeste migranten spelen de familie en de lokale gemeenschap een belangrijke rol, ook in de besluitvorming over een medische behandeling. Vaak is één (meestal mannelijk) familielid de woordvoerder, die zelf weer 'gestuurd' wordt door andere belangrijke familieleden of mensen uit de gemeenschap. Het is verstandig om als huisarts aan de patiënt te vragen of en zo ja, wie hij als woordvoerder van de familie bij gesprekken wil hebben, en of de huisarts buiten de patiënt om met deze woordvoerder mag praten.

Complicerende factor kan hierbij zijn dat familieleden meestal ook als tolk optreden. Wanneer de huisarts de indruk heeft dat de patiënt zijn wensen hierdoor niet duidelijk kan uiten, is het beter een professionele tolk in te schakelen. Daarbij kan aan de familie verteld worden dat het de plicht van de arts is zich te vergewissen van de wensen van de patiënt, maar dat hij de wensen van de familie in acht zal nemen en de prognose niet onverhoeds zal bespreken.

5.3.4 Zorg thuis

Het wordt tot de taak van de familie gerekend de patiënt te verzorgen, zodat migranten niet snel een beroep doen op thuiszorg. Onbekendheid met de voorzieningen speelt hierbij ook een rol. De (meestal vrouwelijke) mantelzorger wordt daardoor vaak overbelast, hetgeen niet altijd bekend is bij de rest van de familie of verteld wordt door de woordvoerder van de familie. Het is belangrijk om hier als huisarts goed op te letten.

Tegelijk bestaat er vaak een voorkeur voor specialistische zorg in het ziekenhuis, omdat veel migranten mede door hun ervaringen in het herkomstland6 van specialisten de beste zorg verwachten en omdat ze blijven zoeken naar genezing. Bij inschakeling van thuiszorg of verpleeghuiszorg bestaat de vrees voor roddel in de gemeenschap, als zou de familie onvoldoende voor de zieke willen zorgen. De voorkeur voor levensverlengende zorg leidt er soms toe dat patiënten in de allerlaatste fase toch nog in het ziekenhuis belanden. Soms is dit te voorkomen door als huisarts mee te gaan in levensverlengende ingrepen (sondevoeding, infuus) thuis, ook al doet dit in de ogen van de huisarts af aan de kwaliteit van leven.

Binnen een collectivistische cultuur is bezoek van familie en kennissen belangrijk en mag niet afgewezen worden, het bezoek moet juist verwend worden met lekkere hapjes. Bovendien is in veel religies het bezoeken van zieken een religieuze plicht (ook in de Bijbel wordt ziekenbezoek genoemd als een van de zeven werken van barmhartigheid). Daarom willen patiënt en naasten het bezoek van familie en kennissen niet afwijzen, ook als het bezoek de patiënt vermoeit. Niet in de laatste plaats omdat het voor veel migranten belangrijk is om voor hun overlijden ruzies of meningsverschillen bij te leggen.

Vaak worden patiënt en familie overbelast door het vele bezoek. De huisarts kan helpen hen tegen te veel bezoek te beschermen door heel concreet aan te geven wanneer en hoeveel bezoek de patiënt mag hebben. Het is daarbij van belang de positieve aspecten van het ziekenbezoek te erkennen, maar ook de nadelen te benoemen voor de gezondheid van de patiënt.

Bij vluchtelingen is er juist vaak een heel klein netwerk, zodat er eerder sprake is van eenzaamheid dan van te veel bezoek. De wel aanwezige mantelzorgers zijn overigens dan wel extra snel overbelast, omdat de zorg met weinigen gedeeld kan worden.[9]

Schaamte speelt in veel niet-westerse culturen een grotere rol dan in de Nederlandse cultuur. Defecatie, mictie en seksualiteit of genitale problemen kunnen daardoor moeilijk bespreekbaar zijn. Ook bepaalde ziekten (zoals kanker of dementie) en symptomen (zoals braken, delier of depressie) zijn vaak met schaamte omgeven en moeilijk bespreekbaar. Patiënten kunnen moeilijk onder woorden brengen wat er op deze gebieden aan de hand is. Het kan dan helpen om als huisarts de schaamtevolle onderwerpen als eerste en expliciet te benoemen, waardoor de schroom doorbroken wordt.

Verzorging door iemand van het andere geslacht kan lastig gevonden worden; vaak worden oudere vrouwelijke verpleegkundigen meer geaccepteerd dan jongere. Ook werkt het soms goed als de thuiszorgmedewerkers eerst alleen verpleegtechnische zorg leveren en dan langzaam toe werken naar een situatie waarin ze ook lichamelijke zorg mogen verlenen.

Voeding heeft een belangrijke sociale en existentiële functie. Niet eten vanwege misselijkheid en/of braken is meestal geen optie, ook omdat het streven is zo lang mogelijk te leven.

5.3.5   Symptoombestrijding

Recent is onderzoek gedaan naar de etnische en culturele verschillen in (gewenste) symptoombestrijding in de palliatieve zorg.[15] Hiervoor is onder meer gesproken met tal van migranten en zorgverleners, waarbij een aantal aandachtspunten naar voren kwam voor de behandeling van pijn, obstipatie, misselijkheid, depressie en delier bij patiënten met een niet-westerse achtergrond.

Veel migranten maken bij de bestrijding van symptomen als misselijkheid, obstipatie en pijn gebruik van eigen kruiden, smeersels of oliën. Belangstelling voor hun eigen middelen versterkt bij veel migranten het vertrouwen in de huisarts. Bovendien kunnen eigen middelen, zoals sint-janskruid en henna soms interfereren met door de arts voorgeschreven medicatie.

Het vertrouwen in de geneesmiddelen die in Nederland gebruikelijk zijn, varieert. Zo willen hindoestaanse patiënten vaak geen middelen die dierlijke bestanddelen bevatten. Verder bestaat er bij veel niet-westerse allochtonen een aversie tegen rectale toedieningsvormen (klysma's en zetpillen).

5.3.6   Pijn

Het vaststellen van pijn is bij migranten niet eenvoudig. Zij hebben soms andere vormen van expressie dan Nederlandse patiënten en kunnen hun gevoelens vaak minder goed onder woorden brengen (mede door de taalbarrière). Het is daarom raadzaam bij migranten pijn zelf te agenderen, niet alleen om te achterhalen of de patiënt pijn lijdt en hoeveel, maar ook om te bespreken dat pijn vaak samenhangt met slecht slapen, met relationele problemen en met lichamelijke ontwikkelingen. Soms geven migranten aan dat ze de pijn ervaren als een straf of genoegdoening voor fouten, waardoor ze dit zo stil mogelijk willen dragen. Dit kan leiden tot het verzwijgen van pijn.

Wanneer migranten paracetamol krijgen, voelen ze zich vaak niet serieus genomen – het is dus belangrijk de effectieve pijnstilling hiervan uit te leggen.

Gebruik van morfine wordt vaak met wantrouwen bekeken, omdat het wordt geassocieerd met bespoediging van de dood, hetgeen de meeste migranten principieel afwijzen. Bovendien is het met name voor moslims en hindoes belangrijk om helder te zijn aan het eind van hun leven. Het is daarom verstandig als huisarts uitgebreid met patiënt en familie te bespreken waarom het gebruik van morfine op dit moment belangrijk is.

5.3.7 Obstipatie en diarree

Ontlasting is vaak een schaamtevol onderwerp, waar de patiënt of de familie niet gemakkelijk openlijk over kan praten. Obstipatie wordt in de hand gewerkt door het vele bezoek, waardoor de patiënt niet naar het toilet kan of wil. Een postoel in de kamer is vaak een probleem. Vragen naar huismiddeltjes uit eigen land biedt soms een opening. Ook kan het helpen om vaste toilettijden af te spreken en te zorgen dat er op die tijden geen bezoek is.

5.3.8 Misselijkheid en braken

Misselijkheid en braken is een kommervol verschijnsel, omdat voor veel migranten voeding zo'n belangrijke bron van leven is. Aandacht voor huismiddeltjes kan ook in dit geval het vertrouwen versterken. Daarnaast is het goed concrete adviezen te geven over wat wel of niet gegeten en gedronken mag worden en uit te leggen welke overwegingen daarbij van belang zijn (rust voor de maag bijvoorbeeld). Met haloperidol en psychotrope anti-emetica moet men met name bij Antillianen terughoudend zijn in verband met hun verhoogde gevoeligheid voor bijwerkingen.

5.3.9 Depressie

Depressies komen veel voor bij migranten en kunnen in de laatste levensfase versterkt worden door het besef dat terugkeer naar het eigen land definitief onmogelijk is, en familieleden wellicht nooit weergezien worden. Bij vluchtelingen moet de arts er ook op bedacht zijn, dat ervaringen tijdens de ziekte (bijv. in een kleine kamer verblijven, of injecties) kunnen herinneren aan eerdere traumatische ervaringen en leiden tot opvlammen van depressie of PTSS. Antidepressiva stuiten vaak op weerstand, uit wantrouwen en angst voor bijwerkingen. Ten gevolge van genetisch bepaald snel of langzaam metabolisme is het mogelijk dat sommige groepen sterker (met name Aziatische mensen), of juist minder sterk (Somaliërs, sommige Turkse groepen) reageren op antidepressiva of antipsychotica.[16]

5.3.10   Delier

Delier wordt in veel culturen in verband gebracht met geesten, gekte, voodoo, bezeten zijn of drugsgebruik. Veel migranten herkennen een delier niet als een symptoom of een gevolg van een ernstige lichamelijke ziekte. Velen schamen zich ervoor, proberen het te negeren of zoeken er behandeling voor in spirituele circuits.

Het kan ook zijn dat de familie delier(verschijnselen) bij de patiënt wel opmerkt, maar er geen hulp voor vraagt, omdat men denkt dat het een bijeffect is van de medicatie.

Met gebruik van haloperidol moet men voorzichtig zijn bij Antillianen, omdat zij meer extrapiramidale symptomen kunnen vertonen. Gezien de genetische oorsprong lijkt het waarschijnlijk dat dit ook geldt voor andere migranten met wortels in West- of Zuid-Afrika (bijv. Creolen). De toepassing van palliatieve sedatie bij een onbehandelbaar delier is niet vanzelfsprekend bij niet-westerse patiënten; de nodige terughoudendheid is hierbij geboden.

Vrijheidsbeperkende maatregelen, zoals hekken om het bed of vastbinden kunnen zeker bij migranten met traumatische ervaringen leiden tot ernstige angst en onrust; de inzet daarvan vergt nog meer terughoudendheid dan al gebruikelijk is.

5.3.11   Spirituele zorg

Hoe iemand zijn ongeneeslijke ziekte duidt, is sterk afhankelijk van de religieuze achtergrond. Bekend is dat hindoes geloven in reïncarnatie en ziekte veelal zien als een gevolg van de eigen daden in een vorig leven. Moslims en christenen geloven in een leven na de dood, waardoor de dood op zichzelf niet vreeswekkend is. De pijn en ongemakken in de laatste levensfase kunnen wel opgevat worden als een straf Gods, en spirituele ondersteuning van de patiënt is daarom in deze fase vaak zeer gewenst. Zoek samen met de geestelijk verzorger en natuurlijk met de patiënt en zijn familie naar een gepaste ondersteuningsvorm.

Denk overigens niet te snel: 'Deze man is een Turk, dus hij is een moslim.' Er zijn namelijk ook christelijke Turken in Nederland. Bovendien zijn er grote verschillen tussen Turkse soennitische moslims en alevieten. Al zijn die laatsten ook moslims, zij zouden weinig gebaat zijn met een bezoek van een soennitische imam aan hun sterfbed. En onder Hindostanen vindt men hindoes (van strengere en lichtere 'gezindten'), maar ook moslims. Toon belangstelling en informeer hoe u rekening kunt houden met de culturele en religieuze behoeften en rituelen. Daarbij is het vooral van belang om te weten wat u wel moet doen en wat u zeker niet moet doen. Vraag dat aan de patiënt en vraag dat aan de familie en geef hun de ruimte voor het uitvoeren van hun rituelen, zowel voor als na de dood. Het kunnen uitvoeren van de eigen rituelen is essentieel voor de zielenrust van zowel patiënt als familie. Als nabestaanden niet de kans krijgen het levenseinde met eigen rituelen vorm te geven, kan dat later leiden tot complicaties in hun rouwproces. Meer informatie over rituelen bij verschillende bevolkingsgroepen vindt u op www.huisarts-migrant.nl / rouwrituelen.

5.4   Begeleiding rond het levenseinde

5.4.1   Afleggen

In veel culturen bestaan vaste gebruiken ten aanzien van het wassen en afleggen van een overledene. Neem in deze dus niet zomaar het initiatief, maar overleg ter zake, zodat de wensen van de familie en gemeenschap duidelijk zijn. De overledene mag wel worden afgedekt met een laken.

5.4.2   Begrafenis in eigen land

Sommige migranten willen graag in hun eigen land begraven worden. In veel herkomstlanden geldt de regel dat mensen zo snel mogelijk, liefst binnen 24 uur, begraven worden. Ontheffing van de wettelijk bepaalde termijnen en vervoer naar het herkomstland kunnen geregeld worden door begrafenisondernemingen, uitvaartverzekeringen en religieuze organisaties (er zijn allerlei daarin gespecialiseerde instanties, zie www.huisarts-migrant.nl/index.php/rituelen-rond-sterven-en-rouw/). Als de patiënt en familie de benodigde contacten niet zelf hebben, kunt u behulpzaam zijn door contact te leggen met de relevante organisaties. Het is belangrijk tijdig te informeren naar de wensen en mogelijkheden. Daarbij is het goed te realiseren, dat een begrafenis of crematie in eigen land vaak een zeer kostbare aangelegenheid is. Kinderen zullen niet altijd deze wens van de patiënt delen, niet alleen vanwege de financiën, maar ook omdat zij soms liever willen dat hun ouder in Nederland begraven wordt. Zij zijn dan vaker in staat het graf te bezoeken.

5.4.3   Rouwbegeleiding

Veel culturen en religies kennen een periode van rouw met vast omschreven gewoonten. Zo zal bij orthodoxe christenen de eerste 40 dagen de tafel steeds gedekt zijn voor rouwbezoek. Het vele bezoek ook in deze periode kan een grote belasting (ook financieel!) zijn voor de nabestaanden. Als u als huisarts dreigende overbelasting signaleert, kunt u dit met de nabestaanden bespreken. Het wordt op prijs gesteld wanneer u interesse toont, waarbij het weer van belang is om goed te informeren wat u wel en niet kunt doen.

5.5   Tot slot

Zeker in de palliatieve fase kunnen verschillen in opvatting over de zorg en communicatieproblemen heel erg vervelend zijn en goede zorg in de weg staan – tot verdriet van huisarts, patiënt en familie. Besef dat de zorg rond het levenseinde van migranten niet alleen iets nieuws is voor Nederlandse zorgverleners, maar ook voor veel eerstegeneratiemigranten. Zij hebben de zorg voor hun (groot)ouders immers bij vertrek overgedragen aan broers en zussen en soms nog nooit een overlijden van dichtbij meegemaakt. Veel migranten stellen hun opvattingen over 'goede palliatieve zorg' bij op basis van hun recente ervaringen daarmee in Nederland.[17] Ook denken tweedegeneratiemigranten vaak al anders over de zorg rond het levenseinde dan hun ouders.

Meer kennis over etnische en culturele verschillen, zoals deze bijdrage beoogt, kan de huisarts helpen in de palliatieve zorg voor migranten. Maar uiteindelijk geldt voor migranten hetzelfde als voor alle patiënten in de huisartspraktijk: het allerbelangrijkste zijn de beschikbaarheid, betrokkenheid en persoonlijke aandacht van de huisarts.[18]

Literatuur

1. De Maesschalck S. Linguistic and cultural diversity in the consultation room: A tango between physicians and their ethnic minority patients. Thesis. Gent, 2012.
2. Lamkaddem M, Essink-Bot ML, Devillé W, Foets M, Stronks K. Perceived discrimination outside health care setting and health care utilization of Turkish and Moroccan GP patients in the Netherlands. Eur J Public Health 2012;22(4):473-8.
3. Volandes AE, Paasche-Orlow M, Gillick MR, Cook EF, Shaykevich S, Abbo ED, Lehmann L. Health literacy not race predicts end-of-life care preferences. J Palliat Med 2008 Jun;11(5):754-62 (doi: 10.1089/jpm.2007.0224).
4. Bisschoff A. Do language barriers increase inequalities? Do interpreters decrease inequalities? In: Ingleby D, Chiarenza A, Devillé W, Kotsioni I, eds. Cost series on health and diversity. Volume 2: Inequalities in health care for migrants and ethnic minorities. Antwerpen: Garant Publishers 2012:128–43.
5. Uiters E. Deville W, Foets M, Groenewegen PP. Use of health care services by ethnic minorities in the Netherlands: do patterns differ? Eur J Publ Health 2006;16:388–93.
6. Lamkaddem M, Spreeuwenberg PM, Devillé WL, Foets MM, Groenewegen PP. Importance of quality aspects of GP care among ethnic minorities; Role of cultural attitudes, language and healthcare system of reference. Scand J Public Health 2012;40(1):25-34.
7. Hemke F. Onbekend maakt onbemind. Huisartsenzorg voor migranten. Knelpunten en mogelijke oplossingen. Onderzoeksverslag. Utrecht: Pharos, 2010.

8. Hartman E, Muijsenbergh ME van den, Haneveld RW. Breast cancer screening participation among Turks and Moroccans in the Netherlands: exploring reasons for nonattendance. Eur J Cancer Prevent September 2009;18(5):349-53.
9. Muijsenbergh METC van den, Grondelle N van, Dieleman K. Vluchtelingen en palliatieve zorg. Tijdschr Palliat Zorg 2010;3.
10. Beach MC, Price EG, Gary TL, et al. Cultural competence a systematic review of health care provider educational interventions. Med Care 2005;43:356–73.
11. Lie DA, Lee-Rey E, Gomez A, et al. Does cultural competency training of health professionals improve patient outcomes? A systematic review and proposed algorithm for future research. J Gen Intern Med 2011;26:317–25.
12. Graaff FM de, Francke AL, Muijsenbergh METC van den, Geest S van der. 'Palliative care'; a contradiction in terms? A qualitative study among cancer patients with a Turkish or Moroccan background, their relatives and care providers. BMC Palliat Care 2010;9:19.
13. Graaff FM de. Partners in palliative care? Perspectives of Turkish and Moroccan immigrants and Dutch professionals. Dissertatie. Amsterdam, 2012:79–95.
14. Graaff FM de, Francke AL, Muijsenbergh METC van den, Geest S van der. Understanding and improving communication and decision making in palliative care for Turkish and Moroccan immigrants: a multiperspective study. Etnicity and Health 2012;17(4):363-83.
15. Mistiaen P, Francke AL, Graaff FM de, Muijsenbergh METC van den. Handreiking palliatieve zorg aan mensen met een niet-westerse achtergrond. Utrecht: NIVEL/IKNL/Pharos, 2011 (pdf op www.pallialine.nl).
16. Vintges M, Muijsenbergh M van den. Etnische en culturele diversiteit in farmacotherapie. MFM 2012 (sept):55–6.
17. Graaff FM de, Francke AL, Muijsenbergh METC van den, Geest S van der. Communicatie en besluitvorming in de palliatieve zorg voor Turkse en Marokkaanse patiënten met kanker. Amsterdam/Utrecht: Nivel, UvA, Pharos, 2010 (pdf op www.mutant.nl).
18. Muijsenbergh METC van den. Palliatieve zorg: de persoonlijke specialiteit van elke huisarts. Huisarts en Wetenschap 2003;46:80–6.

Literatuur en links voor meer informatie

19. Uitgebreide informatie is te vinden op de website die Pharos onderhoudt voor huisartsen (www.huisartsen-migrant.nl).
20. Andere links zijn:
21. Folder 'Interculturele palliatieve zorg: vraaggericht en individueel' en de brochure 'Interculturele palliatieve zorg', 2009. Onderzoek van ActiZ in opdracht van het Platform Palliatieve Zorg. Te downloaden via www.actiz.nl.
22. Het VUmc maakte de film *Kleur bekennen* over palliatieve zorg aan moslimpatiënten. De film en bijbehorende brochure kunt u bestellen voor 10 euro: communicatie@VUmc.nl o.v.v. film *Kleur bekennen.*
23. Het Landelijke Steunpunt VPTZ (Vrijwilligers Palliatieve Terminale Zorg, www.vptz.nl) heeft een dvd ontwikkeld *Terminaal ziek – dilemma's in migrantengezinnen* over dilemma's waarmee een gezin te maken kan krijgen wanneer een gezinslid terminaal ziek is; Turks en Marokkaans gesproken met Nederlandse ondertiteling.
24. Documentaire *Is dit de wil van Allah* van de Nederlandse Moslim Omroep, 2008. Een serie van vijf uitzendingen over palliatieve zorg in Marokko, Turkije en Nederland (www.nmo.nl).

Hoofdstuk 6
Spirituele zorg en geestelijk verzorgers

C. Leget

Samenvatting Spirituele zorg is een essentieel deel van palliatieve zorg en een groeiend terrein van wetenschappelijk onderzoek. In 2010 verscheen in Nederland de eerste consensus-based richtlijn op dit terrein, die uitgangspunt is voor deze bijdrage. Volgens de richtlijn is spirituele zorg een opdracht voor alle disciplines, waarbij de geestelijk verzorger als de inhoudelijk deskundigste beschouwd wordt. Alle disciplines kunnen hun bijdragen leveren op de niveaus van (A) aandacht, (B) Begeleiding en (C) Crisisinterventies. Daarvoor worden eenvoudige instrumenten aangereikt die helpen het gesprek te openen, betekenislagen te onderscheiden en om te gaan met hoop in de palliatieve zorg.

6.1 Inleiding

Kenmerkend voor de palliatieve zorg is de expliciete aandacht voor de grote vragen van het leven. En kenmerkend voor onze tijd en onze cultuur is de verlegenheid met deze vragen. Die verlegenheid werkt door tot in de naamgeving van wat in het Engels 'spiritual care' heet, en een groeiend terrein van wetenschappelijk onderzoek vormt.[1] Aandacht voor zinvragen, existentiële vragen, levensvragen, bestaansvragen, spiritualiteit, geloof, religie, levensbeschouwelijkheid: zoveel woorden, zoveel zinnen. In deze bijdrage wordt gekozen voor de term 'spirituele zorg', in aansluiting bij het Engelse taalgebruik en de richtlijn *Spirituele zorg* die in december 2010 verscheen in het richtlijnenboek van het IKNL.[2] De inhoud van deze consensus-based richtlijn vormt de kern van deze bijdrage. Deze richtlijn is in het Engels vertaald. Aan een Duitse vertaling wordt op dit moment gewerkt.

---

hoogleraar zorgethiek en geestelijk begeleidingswetenschappen; bijzonder hoogleraar ethische en spirituele vragen in de palliatieve zorg vanuit de Associatie van Highcare Hospices; vicepresident European Association for Palliative Care

---

C. Leget (✉)
UMC St. Radboud, Nijmegen, The Netherlands

© 2014 Bohn Stafleu van Loghum, onderdeel van Springer Media BV
A.J. Berendsen, F.M. van Soest (Red.), *Inzichten in de palliatieve zorg,*
DOI 10.1007/978-90-368-0826-2_6

In de richtlijn *Spirituele zorg* is een vrij pragmatische definitie opgenomen van wat onder spiritualiteit verstaan kan worden: het levensbeschouwelijk functioneren van de mens, waartoe ook de vragen van zingeving en zinervaring gerekend worden. Voor sommigen mensen heeft dit een expliciet religieus karakter. Anderen moeten niets van religie hebben, maar verbinden hun betekenisgeving met andere bronnen, zoals de natuur, de kunst, bepaalde activiteiten of relaties.

In de Taskforce Spiritual Care van de European Association for Palliative Care is in 2011 een meer inhoudelijke definitie aangenomen die gebaseerd is op de Amerikaanse Consensusconferentie van 2009 over dit thema.[3] De Europese definitie luidt in vertaling als volgt:[4]

> Spiritualiteit is de dynamische dimensie van het menselijke leven die verband houdt met de wijze waarop personen (individu en gemeenschap) betekenis, doel en transcendentie ervaren, tot uitdrukking brengen, en/of zoeken en de wijze waarop zij verbonden zijn met het moment, met zichzelf, met anderen, met de natuur, met datgene wat betekenisvol en/ of heilig is.

De centrale begrippen in deze definitie zijn 'betekenis' en 'verbinding'. In spirituele zorg staan de betekenisvolle verbindingen centraal, waardoor mensen gesteund worden in hun situatie.

6.2   ABC van de spirituele zorg

Kerngedachte van de richtlijn *Spirituele zorg* is dat de aandacht voor levensvragen een opdracht is voor alle zorgverleners.[5] Dat wil niet zeggen dat alle zorgverleners dezelfde taken hebben op dit gebied. Naarmate de spirituele zorg complexer wordt en meer expertise vraagt, zal er meer een beroep gedaan moeten worden op geestelijk verzorgers of disciplines die het psychosociale als eerste aandachtsveld en primair referentiekader hebben. In de richtlijn is dit tot uitdrukking gebracht in de ABC-structuur die staat voor (A)andacht, (B)egeleiding en (C)risisinterventies.

In de opbouw van deze bijdrage wordt deze structuur ook gevolgd. Maar minstens zo belangrijk is kort stil te staan bij drie kenmerken van spirituele zorg die voortdurend een rol spelen op alle niveaus.

In de eerste plaats is het van belang om gevoeligheid te ontwikkelen voor de levensvragen waarmee mensen worstelen. Veel patiënten en zorgverleners vinden het moeilijk om over de grotere vragen van het leven te praten. Dikwijls liggen deze verborgen onder de oppervlakte van gedrag of taal. Niettemin geven patiënten aan dat ze het belangrijk vinden dat er aandacht is voor deze dimensie van hun ziek zijn. De gevoeligheid voor levensvragen kan getraind worden. Een eenvoudig middel hiervoor is een luistermodel waarin vier betekenislagen onderscheiden worden. Dit model wordt hierna besproken in de paragraaf 'Aandacht'.

In de tweede plaats is het van belang te zien dat spirituele zorg inspeelt op natuurlijke processen en worstelingen die ieder mens doormaakt. Deze processen hebben niet een vaste uitkomst, maar ontwikkelen zich wel in veel gevallen volgens
min of meer vaststaande patronen. Het herkennen van deze patronen helpt om niet
te snel te pathologiseren. Hoe eerder spirituele zorg een aandachtspunt is in het
ziektebeloop, hoe meer tijd en ruimte er kan ontstaan voor patiënten om hun leven
af te ronden.

Omdat het in beginsel om normale processen en worstelingen gaat, is het van
belang een 'latende modus' te ontwikkelen in plaats van de houding van 'doen'
die gebruikelijk is in de zorg. Spirituele zorg is in verreweg de meeste gevallen
meer verwant met een houding van aanwezigheid en presentie dan dat deze uit interventies bestaat.[6] Dat veronderstelt dat zorgverleners niet bang zijn voor, maar
vertrouwd raken met hun eigen spiritualiteit.

6.2.1 Aandacht

Een van de kerngedachten van palliatieve zorg is dat pijn en lijden niet op te knip-
pen zijn in fysieke, psychosociale en spirituele stukjes. Mensen zijn een eenheid.
Betekenis speelt altijd een rol in wat mensen overkomt. De aandacht hiervoor is dus
een taak voor iedere zorgverlener die zorg aan mensen wil verlenen. Zeker als de
wijze waarop het leven tot dan toe zin had onder druk komt te staan door het existentieel ervaren van de eindigheid van het leven.

Aandacht voor de spirituele dimensie vraagt om een houding van belangstelling, rust en openheid. Patiënten stellen het op prijs als zorgverleners authentiek en
oprecht in hen geïnteresseerd zijn. Dat vraagt van de zorgverlener een houding van
'innerlijke ruimte'. Een houding waardoor men niet direct wordt meegesleept door
emotionele triggers of weerstanden, maar zich vrij kan verhouden tot de gevoelens
en emoties die opkomen.[7]

Om uiting te geven aan de aandacht voor de spirituele dimensie zijn drie eenvoudige vragen voldoende, waardoor de patiënt de gelegenheid geboden wordt om over
dit thema in gesprek te gaan. De vragen luiden: 1) Wat houdt u op dit moment het
meeste bezig? 2) Waar had u steun aan op andere momenten in uw leven wanneer
het moeilijk was? 3) Is er iemand die u graag bij u zou willen hebben?

Hiermee wordt de ruimte geboden om zich te uiten, maar tevens worden twee
hulplijnen aangeboden: de verbinding met bronnen van steun die vroeger gewerkt
hebben, en de verbinding met mensen die steun kunnen bieden. Hierdoor helpt de
zorgverlener de patiënt om zelf het heft in handen te nemen, voor zover dat mogelijk en wenselijk is.

De aandacht voor de spirituele dimensie van uitingen is verder eenvoudig te
trainen door middel van het onderscheiden van betekenislagen in de uitingen van
mensen. Parallel aan de vier dimensies van palliatieve zorg (somatisch, psychisch,
sociaal en spiritueel) kunnen vier betekenislagen onderscheiden worden die kunnen
leiden naar de spirituele dimensie.[8] Een voorbeeld kan dit verduidelijken.

Voorbeeld van vier betekenislagen

Een terminaal zieke vrouw van middelbare leeftijd die in het ziekenhuis ligt en verzucht dat zij niet meer thuis bij haar vier kinderen aan tafel kan zitten, doet een uitspraak waarin verschillende betekenislagen verborgen kunnen liggen. Om te beginnen doet zij een uitspraak over haar *fysieke* situatie en toestand die haar tijdelijk op plaats A vasthoudt en verhindert om op plaats B te zijn. Naast de fysieke dimensie speelt de *psychologische* laag hier echter een rol in de emoties van verlangen, gemis en verdriet die in haar uitspraak doorklinken. Via de psychologische laag vertelt zij iets over haar levensverhaal en -situatie. Haar *sociale* context wordt hoorbaar, haar verschillende maatschappelijke rollen, en duidelijk wordt dat zij niet alleen als patiënt maar ook – en misschien wel vooral – als moeder gezien wil worden. Daarmee legt zij impliciet bloot wat voor haar van wezenlijke betekenis is, en met wie zij ten diepste verbonden is wat betreft de zingeving van haar leven. Daarmee bereiken we de *spirituele* laag.

Spirituele zorg verlenen in de vorm van aandacht bestaat in eerste instantie uit een luisterend oor. In de voorwaardelijke sfeer kunnen we hierbij denken aan openstaan voor deze dimensie, de tijd nemen, de behoeften van de patiënt vooropstellen en je eigen (professionele) grenzen respecteren. Tijdens het luisteren is het van belang rust en veiligheid uit te stralen, jezelf te zijn, in het hier en nu aanwezig te zijn en het gesprek niet te zwaar te maken. 'Verdunde ernst' (Baart) en humor zijn belangrijke kwaliteiten voor mensen die spirituele zorg verlenen. Ten slotte is het van belang dat een zorgverlener trouw blijft aan de patiënt en de familie: ook als er niets meer gedaan of gezegd kan worden, is het van belang er te zijn en mensen niet in de steek te laten.

Aandacht voor spiritualiteit betekent dat een luisterend oor geboden wordt en signalen opgepikt worden. Om die signalen te kunnen plaatsen, is het van belang iets te weten hoe de processen van zingeving en spiritualiteit gewoonlijk verlopen. Op grond daarvan kan men tot begeleiding van patiënten komen.

6.2.2 Begeleiding

Begeleiden kan op vele manieren en in vele vormen plaatsvinden. Steeds weer gaat het daarbij om de patiënt die al dan niet met de naasten een weg aflegt en die ondersteund wordt waar de patiënt dit nodig acht. Spirituele processen waarmee mensen te maken krijgen tijdens hun levensbedreigende ziekte, zijn steeds weer uniek van karakter. Ieder mensenleven is een unieke bron van betekenis die mede gevormd wordt door het eenmalige levenspad dat iemand afgelegd heeft. Het vraagt dus om fijnzinnigheid en afstemming om goed waar te nemen wat er bij deze unieke patiënt speelt, en welke verbindingen voor deze mens van existentieel belang zijn.

In het natuurlijke verloop van een spiritueel proces is een aantal thema's te onderscheiden. Dikwijls volgen deze elkaar in fasen op:

1. Eindigheidsbesef is in veel gevallen een eerste ervaring die patiënten overvalt wanneer zij vernemen dat zij niet meer beter kunnen worden. Eindigheidsbesef kan mensen angstig maken of een gevoel van diepe eenzaamheid geven. Sommige patiënten worden pas later in het ziektebeloop plotseling door eindigheidsbesef overvallen, wanneer hun situatie stabiel is en zij meer tijd hebben om te overwegen wat hen overkomt.
2. Eindigheidsbesef leidt in veel gevallen tot een verlies aan houvast. De oude zingevingskaders die betekenis gaven aan het leven lijken niet meer te kloppen. De gevoelens van angst en isolement zorgen er vervolgens voor dat de patiënt zich alleen voelt staan.
3. Met het wegvallen van de toekomst treedt ook een zinverlies op. Alles lijkt onredelijk en zinloos, en alles wat dierbaar is lijkt weg te vallen. Na een paar dagen wordt de lading van de eerste emotionele schok dikwijls minder en begint men weer wat greep te krijgen op het leven. Men ervaart dat het einde nog niet onmiddellijk nabij is en dat er nog mogelijkheden zijn om invulling te geven aan het leven.
4. Wanneer de overweldiging van de eerste schok wegvalt, neemt het besef toe van wat er allemaal achtergelaten moet worden. Daarmee begint een proces van afscheid nemen en rouw. Des te heviger wordt gevoeld waar men aan gehecht is en wat echt belangrijk is in het leven.
5. Op het moment dat de oude zingevingskaders losgelaten zijn, en men met lege handen zit, kan het gebeuren dat er onverwachte en nieuwe ervaringen van zin beleefd worden. Niet zelden vertellen patiënten bijvoorbeeld de ervaring opgenomen te zijn in een groter geheel. Dit hoeft niet religieus gekleurd te zijn. Het werkt wel troostend en versterkend. Omdat patiënten dikwijls zelf verrast worden door deze nieuwe zinervaringen, zullen ze er alleen over praten met anderen wanneer ze zich veilig en serieus genomen voelen.
6. Vanuit de nieuwe zinervaringen kan er een integratie optreden van de oude en de nieuwe zingevende kaders. Op die manier kan de patiënt in een nieuwe situatie terechtkomen. De worsteling kan leiden tot een nieuw evenwicht waarin zowel de waardevolle zaken van het leven als de eindigheid en de dood een plaats krijgen. Patiënten zullen in deze situatie vaak andere prioriteiten gaan stellen dan voorheen. Naast vertrouwen en hoop kunnen angst en verzet echter voortdurend een rol blijven spelen.

De processen van de patiënt enerzijds en die van de omgeving anderzijds hoeven niet gelijk op te gaan, en kunnen een bron van spanningen en onbegrip zijn. Daarom is het belangrijk niet alleen oog te hebben voor de spirituele processen van de patiënten, maar ook voor die van de omgeving.

De schets van het spirituele proces zoals eerder beschreven kan onterecht de indruk wekken dat iedere patiënt deze weg gaat. De werkelijkheid is veelkleuriger. Er zijn patiënten die een gefaseerde worsteling doormaken, waarin zij – wanneer de ervaring te bedreigend of te heftig wordt – hun emoties als het ware lijken in te kapselen. Ze worden dan bewaard tot een later moment wanneer er meer ruimte en draagkracht is om de confrontatie aan te gaan. Aan de oppervlakte lijkt er geen enkele behoefte aan spirituele zorg, en ze weren ieder gesprek over het levenseinde af. Onder de schijnbare rust en controle kan zich echter een diepe existentiële onrust verbergen. Andere patiënten maken helemaal geen worsteling door, voor zover waarneembaar. Dit kan ermee samenhangen dat zij al in een eerdere levensfase de existentiële ervaring van hun eindigheid geïntegreerd hebben in hun leven. Maar er is ook een kleine categorie patiënten bij wie de natuurlijke worsteling minder fortuinlijk verloopt. Pas wanneer patiënten hierin zozeer vastlopen dat het in ernstige vormen van lijden resulteert, spreken we van een existentiële crisis.

6.2.3   Crisissituaties

Een existentiële crisis is te herkennen aan gevoelens van angst, paniek, machteloosheid en zinloosheid. Dikwijls komt dit voort uit een verzet van de patiënt tegen het ziek zijn, en een vasthouden aan wat belangrijk was in de periode voor het ziek zijn: het lichamelijk gezond zijn, het hebben van een tijdsperspectief, de zekerheid van het vertrouwde verleden, of andere elementen uit de vertrouwde levensopvatting waarin de dood geen plaats had. Kenmerkend voor de existentiële crisis is dat de patiënt lange tijd (enkele weken of langer) in een dergelijke toestand kan verkeren, en dit gepaard kan gaan met angst- en/of stemmingsstoornissen en/of een doodswens.

Een existentiële crisis kan op zich verschillende manieren uiten. Patiënten kunnen zelf expliciet blijven herhalen dat ze het niet meer zien zitten, ze kunnen zich opmerkelijk anders gaan gedragen dan voorheen, ze kunnen sterk gaan somatiseren, zich isoleren, op een wanhopige wijze naar de dood gaan verlangen, of naasten kunnen de zorgverlener alarmeren.

Er zijn verschillende patiëntgebonden factoren die samenhangen met een existentiële crisis: een voorgeschiedenis met één of meer depressieve periodes, onverwerkte psychische trauma's, een suïcidepoging, sterke angst voor wat er na de dood komt, perfectionisme, verdringen van gevoelens, en de spanning tussen ideaal en werkelijkheid.

Daarnaast zijn er omgevingsfactoren die kunnen bijdragen aan een existentiële crisis. Zo kan een goedbedoelde confronterende houding van de omgeving ('de patiënt moet zijn situatie onder ogen zien') averechts uitwerken en tot grote onrust en angst leiden. Maar het kan ook zijn dat de patiënt niet aan de natuurlijke worsteling kan toekomen, omdat er te weinig tijd resteert of de familie het gesprek over deze zaken niet aandurft en met 'oplossingen' komt aandragen. Ook kan er sprake zijn van een gevoel van machteloosheid, onvoldoende sociale steun, de ervaring van verlies van waardigheid of het gevoel het leven niet te kunnen afronden.

Wanneer het vermoeden bestaat dat er sprake is van een existentiële crisis, verdient het aanbeveling een discipline in te schakelen die hierin gespecialiseerd is. In eerste instantie geldt dit voor de geestelijk verzorger als een professional die gespecialiseerd is in spirituele zorg. De afbakening van beroepsvelden is echter niet altijd even scherp te maken. Vandaar dat men ook kan denken aan een psycholoog of medisch maatschappelijk werker die gespecialiseerd is in zinvragen of religieuze problematiek.

6.3   Geestelijk verzorgers

Geestelijk verzorgers vormen een beroepsgroep die gespecialiseerd is in spirituele zorg. Geestelijk verzorgers kunnen tot een levensbeschouwelijke traditie behoren (christelijk, humanistisch, moslim, boeddhistisch, etc.), maar dat is niet altijd het geval. Sommige geestelijk verzorgers zijn ongebonden en vrijgevestigd.

Het verschil tussen een traditionele pastor, priester of dominee en een geestelijk verzorger is dat deze laatste opgeleid is om ook patiënten en families te begeleiden die tot een andere dan de eigen levensbeschouwelijke traditie behoren. Geestelijk verzorgers zijn op dit moment veelal aanwezig in ziekenhuizen, verpleeghuizen en in een aantal verzorgingshuizen. Daarnaast zijn er in toenemende mate initiatieven die geestelijke verzorging aanbieden los van zorginstellingen.

Indicaties om naar een geestelijk verzorger te verwijzen kunnen verschillend van aard zijn. Inhoudelijke redenen kunnen zijn dat er het vermoeden bestaat dat er op het terrein van spiritualiteit meer aan de hand is, maar men niet goed weet hoe of wat er gedaan kan worden. Ook kan het soms van belang zijn de spiritualiteit van de ander opnieuw te verkennen. Geestelijk verzorgers doen meer dan gesprekken voeren, of een existentiële crisis helpen dragelijk te maken: ze kunnen ook ingeroepen worden voor rituelen. Veelal hebben ze een repertoire aan symbolen en rituelen, waardoor op een andere manier contact gemaakt wordt met mensen dan via taal. Persoonlijke redenen om een geestelijk verzorger in te schakelen kunnen liggen in het bereiken van de persoonlijke grenzen of het vastlopen in eigen levensvragen. Praktische redenen kunnen zijn het bereiken van de professionele grenzen of het ontbreken van tijd en rust.

Intermezzo: hoop

De eigen invalshoek van de geestelijk verzorger kan goed duidelijk gemaakt worden aan de hand van een belangrijk thema in de spirituele worsteling, dat niet tot nauwelijks in de richtlijn ter sprake komt: hoop. Hoop doet leven, zo luidt het gezegde, en de ervaring van zorgverleners is dan ook dat hoop een belangrijke rol blijft spelen in de veerkracht en het welzijn van patiënten en familie. Hoewel het thema van hoop nog volop onderwerp van onderzoek is, is een belangrijke recente bevinding dat er minstens drie perspectieven op hoop lijken te zijn, die elkaar kunnen verdringen in de zorg.[9,10]

Een eerste manier om naar hoop te kijken is vanuit een realistisch perspectief. Hoop wordt dan primair opgevat als verwachting, en de bovenliggende vraag is in hoeverre de hoop van de patiënt al dan niet realistisch is. In het gesprek zal de zorgverlener vooral proberen de verwachtingen van de patiënt aan te passen aan de realistische stand van zaken.

Een tweede manier om naar hoop te kijken is vanuit een functioneel perspectief. Hoop wordt dan in de eerste plaats als vorm van coping gezien. Belangrijk is dat deze coping helpt en voor de patiënt werkt. Realisme staat hier niet op de voorgrond, en de inhoud van het gesprek met de patiënt is er vooral op gericht om het proces van coping te versterken.

Maar er is nog een derde perspectief, dat we narratief zouden kunnen noemen. Hier wordt niet gedacht in termen van functionaliteit of realisme. Voorop staat hier de idee dat door middel van hoop zin en betekenis wordt gegeven aan een situatie. Door het proces van betekenis geven wordt reliëf aangebracht in de ervaringen van patiënten en wordt helder wat waardevol is in een leven en wat een bron van steun en kracht kan zijn. Het gesprek vanuit dit perspectief is gericht op het samen interpreteren van wat er aan de hand is.

Hoewel de drie perspectieven op hoop elkaar niet hoeven uit te sluiten, en kunnen overlappen – ook in de gespreksvoering – kan het behulpzaam zijn om ze te onderscheiden. In sommige gevallen zal het van belang zijn volgens het ene perspectief in te steken, in andere gevallen volgens het andere. Het derde perspectief ligt het dichtst bij het beroep van geestelijk verzorger. Niet de realistische verwachting of de effectiviteit van coping staat hier voorop, maar de betekenisinhouden die vanuit het binnenperspectief van de patiënt waardevol zijn en kracht en troost geven.

6.3.1   De rol van de geestelijk verzorger

Geestelijk verzorgers brengen een eigen perspectief in te midden van andere disciplines. Hierin wordt gepoogd maximaal dienstbaar te zijn aan en aan te sluiten bij de beleving van de patiënt en familie. De geestelijk verzorger heeft dan ook – in tegenstelling tot andere disciplines – geen behandeldoel of andere agenda dan wat de patiënt zelf aangeeft. Omdat spiritualiteit nauw verweven is met de culturele achtergrond van een mens, kan het in sommige gevallen van grote waarde zijn wanneer een patiënt spirituele zorg ontvangt van een geestelijk verzorger die vertrouwd is met de eigen taal, gebruiken, verhalen, symbolen en rituelen. In andere gevallen kan het verfrissend zijn om in gesprek te gaan met iemand die zelf uit een andere traditie komt.

Naast het inschakelen van geestelijk verzorgers voor begeleidende gesprekken, kan men een beroep doen op deze disciplines voor andere zaken, zoals consult en advies met betrekking tot spirituele zorg; scholing op het terrein van spirituele zorg; een vertrouwensfunctie naar andere zorgverleners in het team; bijdragen aan goede nazorg door bijvoorbeeld het organiseren van herdenkingsbijeenkomsten of nagesprekken; meedenken op beleidsniveau; en transmurale consultatie. Adressen en informatie zijn doorgaans te vinden via de regionale netwerken palliatieve zorg.

Literatuur

1. Cobb M, Puchalski C, Rumbold B. Oxford Textbook of Spirituality in Healthcare. Oxford: University Press 2012.
2. Leget C, et al. Richtlijn Spirituele zorg. In: Palliatieve zorg: richtlijnen voor de praktijk. Utrecht: VIKC, 2010:637–62.
3. Puchalski CM, Ferrell B, Virani R, et al. Improving the quality of spiritual care as a dimension of palliative care: the report of the Consensus Conference. J Palliat Med 2009;12:885–904.
4. Nolan S, Saltmarsh P, Leget C. Spiritual care in palliative care: working towards an EAPC Task Force. Eur J Palliat Care 2011;18:86–9.
5. Leget C, Daelen M van, Swart S. Spirituele zorg in de kaderopleiding palliatieve zorg. Tijdschr Ouderengeneeskd 2013;3:146–9.
6. Baart A. Een theorie van de presentie. Utrecht: Lemma, 2001.
7. Leget C. Ruimte om te sterven. Een weg voor zieken, naasten en zorgverleners Tielt: Lannoo, 2012.
8. Weiher E. Das Geheimnis des Lebens berühren. Spiritualität bei Krankheit, Sterben, Tod – Eine Grammatik für Helfende. 2e druk. Stuttgart: Kohlhammer, 2009.
9. Olsman E, Willems D, Leget C. Werken met drie perspectieven op hoop van ongeneeslijk zieke mensen. Tijdschr Ouderengeneeskd 2013;3:142–5.
10. Olsman E, Leget C, Willems D. Hopen met de dood voor ogen. Communicatie over hoop in de palliatieve fase. In: Mulder A, Snoek H. Werken met diepgang. Levensbeschouwelijke communicatie in de praktijk van onderwijs, zorg en kerk. Zoetermeer: Meinema, 2012:165–86.

Hoofdstuk 7
Palliatieve zorg voor mensen met een verstandelijke beperking; wat is er anders?

A. Wagemans

Samenvatting Palliatieve zorg voor mensen met een verstandelijke beperking onderscheidt zich door de soms ingewikkelde communicatie. De dokter is vaak niet gewend aan de omgang met mensen met een verstandelijke beperking. Om het nog moeilijker te maken, is er dikwijls een vertegenwoordiger bij betrokken, meestal een familielid (ouder, broer of zus) en mogelijk ook een professionele verzorger. Mensen met een verstandelijke beperking kunnen zich vaak niet goed uitdrukken en het vergt geduld om erachter te komen wat er aan de hand is.

7.1 Inleiding

Palliatieve zorg voor mensen met een verstandelijke beperking onderscheidt zich door de soms ingewikkelde communicatie. De dokter is vaak niet gewend aan de omgang met mensen met een verstandelijke beperking. Om het nog moeilijker te maken, is er dikwijls een vertegenwoordiger bij betrokken, meestal een familielid (ouder, broer of zus) en mogelijk ook een professionele verzorger. Mensen met een verstandelijke beperking kunnen zich vaak niet goed uitdrukken en het vergt geduld om erachter te komen wat er aan de hand is.

AVG (arts voor verstandelijk gehandicapten) bij de Koraalgroep, Maastricht, tevens verbonden aan het Gouverneur Kremers Centrum, Universiteit Maastricht, en de vakgroep Huisartsgeneeskunde, Universiteit Maastricht

A. Wagemans (✉)
de vakgroep Huisartsgeneeskunde, Universiteit Maastricht,
Maastricht, The Netherlands

© 2014 Bohn Stafleu van Loghum, onderdeel van Springer Media BV
A.J. Berendsen, F.M. van Soest (Red.), *Inzichten in de palliatieve zorg*,
DOI 10.1007/978-90-368-0826-2_7

7.2 Definitie en voorkomen van een verstandelijke beperking

Mensen met een verstandelijke beperking zijn in meerdere opzichten beperkt. Een verstandelijke beperking wordt gedefinieerd als een significante vermindering van verstandelijke vermogens in combinatie met beperkingen in de sociale zelfredzaamheid, zoals deelnemen aan sportclubs en het omgaan met geld. Bovendien is de beperking ontstaan vóór de leeftijd van 18 jaar.[1] De verschillen tussen de mensen met een verstandelijke beperking zijn zeer groot, variërend van lichamelijk en verstandelijk ernstig beperkt tot een IQ van 70 tot 75 zonder lichamelijke beperkingen. Het aantal mensen met een ernstige verstandelijke handicap (IQ < 50) is in Nederland ongeveer 60.000 en met een lichte verstandelijke handicap (50 > IQ < 70) ongeveer 55.000 (www.nationaalkompas.nl). Doordat mensen met een verstandelijke beperking langer leven, zal dit aantal de komende jaren aanzienlijk stijgen.[2] Mensen met een verstandelijke beperking worden steeds ouder, maar bereiken gemiddeld een minder hoge leeftijd dan de normale populatie. Enerzijds komt dat doordat de verstandelijke beperking vaak gepaard gaat met lichamelijke afwijkingen en problemen, en anderzijds doordat diagnosen bij ziekten vaak laat gesteld worden of behandeling lastig is.[3]

7.3 Communicatie met mensen met een verstandelijke beperking

Mensen met een verstandelijke beperking kunnen zich vaak in taal uitdrukken, maar zeker niet altijd. Als ze zich al in taal kunnen uitdrukken, kan het nog heel moeilijk zijn te begrijpen wat er aan de hand is als iemand ziek is. Ook het begrijpen en inschatten van pijn bij iemand met een verstandelijke beperking is lastig. Een vraag als 'heb je hier pijn?' kan gemakkelijk instemmend worden beantwoord. Er zijn diverse meetinstrumenten voor pijn ontwikkeld, die echter ervaring in het gebruik vergen. Het vraagt oefening om de vragen zo te stellen dat ze niet suggestief zijn en het interpreteren van de antwoorden is niet altijd gemakkelijk. Communicatie zal dan ook ondersteund moeten worden door degenen die de persoon met de verstandelijke beperking goed kennen en die kleine uitingen vaak goed kunnen interpreteren. Een aantal voorbeelden hiervan is te vinden in het boekje *Zorgen tot de laatste dag: verhalen en adviezen voor zorgverleners over de palliatieve zorg voor mensen met een verstandelijke beperking* (www.nivel.nl). De vraag is in hoeverre iemand met een verstandelijke beperking zelf kan beslissen over wat er gebeurt aan het einde van het leven.

7.3.1 Wilsonbekwaamheid

Uitgangspunt is dat mensen met een verstandelijke beperking wilsbekwaam zijn om hun eigen beslissingen te nemen tot het tegendeel duidelijk is.[4] Bij het vaststellen van wilsonbekwaamheid gaat het altijd over wilsonbekwaamheid ter zake. Iemand kan onbekwaam zijn om zijn financiën te regelen, maar prima in staat zijn om te beslissen wat er gegeten wordt en welke gordijnen in de nieuwe kamer moeten komen. Iemand kan onbekwaam zijn om de reikwijdte te overzien van een beslissing zoals wel of niet een behandeling ondergaan, maar wel een keuze kunnen maken over waar en door wie hij wil worden verzorgd. In dit ingewikkelde evenwicht van dingen wel of niet zelf kunnen beslissen, komt de mentor of de curator in beeld.

7.3.2 Wettelijk vertegenwoordiger

In Nederland wordt ernaar gestreefd dat iedereen met een verstandelijke beperking boven de 18 jaar vertegenwoordigd wordt door een mentor (zorg) en bewindvoerder (financiën) dan wel curator. Uitleg over zorg moet gegeven worden aan de patiënt en de wettelijk vertegenwoordiger en toestemming zal vaak verkregen moeten worden van de wettelijk vertegenwoordiger. Deze laatste treedt op voor de patiënt, behalve als het gaat om hoogstpersoonlijke zaken als een verzoek tot euthanasie. Euthanasie is alleen mogelijk indien de patiënt wilsbekwaam is ter zake en dat kan theoretisch ook iemand met een verstandelijke beperking zijn. Het komt echter zeer zelden voor dat dit gebeurt. De curator of mentor kan een dergelijk hoogstpersoonlijk verzoek niet indienen namens degene die hij vertegenwoordigt. Ook in andere beslissingen rond het levenseinde is de arts degene die verantwoordelijk is voor de beslissing en dus het laatste woord zal hebben. Het is echter uitdrukkelijk de bedoeling de wensen van mensen met een verstandelijke beperking te respecteren.

Definitie medische beslissingen rond het levenseinde

Medische beslissingen rond het levenseinde zijn die beslissingen die, al dan niet met opzet, kunnen leiden tot het einde van het leven of dit kunnen bespoedigen. Het gaat hierbij om het niet starten of stoppen met een medische behandeling, bijwerkingen van een behandeling die de dood kunnen bespoedigen en het beëindigen van een leven al dan niet op verzoek van de patiënt.[5]

Casus

Agnes was een 61-jarige bescheiden en rustige vrouw met een verstandelijke beperking die bij haar broer en schoonzus in een soort aanleunwoning woonde. Met deze oplossing was iedereen tevreden. Agnes ging overdag naar een activiteitencentrum en deed haar eigen huishouding. Voor bezoek aan de dokter en andere ingewikkeldere zaken gingen haar broer (mentor) en schoonzus mee en hielpen haar. Toen ze al enkele maanden over pijn in de heup klaagde, werd er een afspraak bij de huisarts gemaakt. Deze verwees haar door naar de specialist en tot ieders verrassing werd er een metastase vastgesteld van een borsttumor vijf jaar eerder. Agnes werd opgenomen voor verder onderzoek en aangemeld voor palliatieve zorg bij een instelling voor

mensen met een verstandelijke beperking, waar uitgebreidere zorg mogelijk
was. Na opname in de instelling bleek dat de familie dacht dat Agnes gereva-
lideerd zou worden en niet had begrepen dat er een palliatief traject was ingezet. In de overdracht van het ziekenhuis stond dat Agnes niet in aanmerking
kwam voor behandeling vanwege haar verstandelijke beperking. De familie
had dit niet begrepen, met Agnes was in het geheel niet gesproken. Na uitgebreide uitleg besloot de familie dat Agnes niet zou worden ingelicht over haar
ziekteproces, omdat men haar de angst voor de dood wilde besparen. De arts
voor verstandelijk gehandicapten (AVG) die aan de instelling was verbonden
waarnaar Agnes was overgeplaatst en de verzorgers hadden daar moeite mee,
omdat ze dachten dat Agnes het wel zou kunnen begrijpen. Uiteindelijk werd
met de familie afgesproken Agnes niet actief in te lichten, maar wel op haar
eventuele vragen in te gaan. Aangezien men Agnes nog niet goed kende en
Agnes erg bescheiden en stil was, kwam het echter nooit tot een duidelijk
gesprek. Na een opname van enkele maanden is ze rustig overleden.

Mogelijk was de uiteindelijke beslissing in de hiervoor beschreven casus de juiste.
Waarschijnlijk was het hele palliatieve traject beter verlopen voor alle deelnemers
als er vanaf het begin duidelijkheid was geweest over ieders rol en de wensen en
behoeften van Agnes en haar familie. De medisch specialist had er goed aan gedaan
te controleren of de familie, onder wie de broer die mentor was, de informatie over
diagnose en prognose van de borstkanker goed had begrepen. De huisarts had hierin
geen rol, omdat patiënte niet meer naar haar woning is teruggegaan. De mentor had
moeten instemmen met het beleid.

De dokter is degene die verantwoordelijk is voor de medische beslissingen rond
het levenseinde, zoals wel of niet starten of stoppen van de behandeling. De beslissing moet gericht zijn op de patiënt en niet op de familie. Als arts en familie het niet
met elkaar eens zijn, dan moet de dokter de beslissing nemen die het beste is voor
de patiënt. Dit is in de praktijk natuurlijk niet altijd even eenvoudig. AVG's zijn
gewend aan dit soort beslistrajecten. Uit het voorbeeld moge echter ook duidelijk
zijn dat de AVG gehinderd werd door het niet-kennen van de patiënt en de wens
van de familie om Agnes niet in te lichten over haar ziekte en naderende dood. In
het algemeen is familie beschermend tegenover hun naaste met een verstandelijke
beperking en zijn ze geneigd deze persoon te ontzien en niet te betrekken in gesprekken over ziekte en dood.[6] Het gaat dan niet alleen over de gezondheid van
degene met een verstandelijke beperking, maar ook over bijvoorbeeld het overlijden van ouders en het niet-meenemen naar de begrafenis. Het inlichten van mensen
met een verstandelijke beperking over ziekte en overlijden is ingewikkeld en vraagt
een traject met frequent kleine beetjes informatie die zijn afgestemd op het begrips-
vermogen van de persoon met de verstandelijke beperking.[7]

7.4 Dementie en palliatieve zorg

Palliatieve zorg strekt zich ook uit tot de zorg voor mensen met dementie.[8,9] Binnen de groep mensen met een verstandelijke beperking wordt een hoog percentage van de mensen met het syndroom van Down dement. In een gevorderd stadium van de dementie kan epilepsie optreden. Als men niet met dit ziektebeeld bekend is, dan kan het vallen, al dan niet door epilepsie, veel ongerustheid en verwarring geven. Dit kan leiden tot veelvuldige verwijzing naar de Spoedeisende Hulp en veel ongewenste diagnostiek. De behandeling is eenvoudig, maar niet altijd succesvol, met een eerstekeuze anti-epilepticum zoals natriumvalproaat.[10]

7.5 Organisatie palliatieve zorg

De huisarts krijgt in zijn praktijk te maken met mensen met een verstandelijke beperking die thuis wonen of in een kleinschalige woonvoorziening. Palliatieve zorg voor mensen met een verstandelijke beperking die thuis wonen wordt op dezelfde wijze georganiseerd als voor elke andere patiënt in de huisartsenpraktijk. Palliatieve zorg in de kleinschalige wooneenheden (groepswoningen) wordt mogelijk georganiseerd door de betreffende zorgorganisatie. Soms is er een AVG verbonden aan deze zorgorganisatie en kunnen de huisarts en het personeel van de groep op hem of haar een beroep doen. Indien de situatie thuis of in een kleine voorziening te ingewikkeld wordt, kan de patiënt worden aangemeld bij een grotere zorgorganisatie voor mensen met een verstandelijke beperking. Deze hebben in het algemeen goede mogelijkheden voor palliatieve zorg. Er zijn ook hospices met enige ervaring in het begeleiden van mensen met een verstandelijke beperking.[11]

7.5.1 Advance care planning

Zoals besproken, is de communicatie met en rondom de patiënt met een verstandelijke beperking vaak ingewikkeld. Ouders, maar ook broers en zussen, hebben dikwijls al gedurende het hele leven van hun familielid met een verstandelijke beperking allerlei beslissingen moeten nemen. Ze hebben hierbij noodgedwongen afwegingen gemaakt over de verhouding tussen de beslissing die moet worden genomen en de kwaliteit van leven van de verstandelijk beperkte. Kan deze de belasting aan van een onderzoek en wat komt er uit dit onderzoek? En kan hij vervolgens de behandeling aan die eventueel nodig is na het diagnostisch onderzoek? Indien dit niet het geval is, dan moet overwogen worden om van het diagnostisch onderzoek af te zien. Sommige naasten hebben veel ervaring met deze trajecten, terwijl anderen er pas aan het eind van het leven mee worden geconfronteerd. Er is veel voor te zeggen om al vroeg aandacht te besteden aan deze afwegingen, tegen de achtergrond van wat goed is voor de verstandelijk beperkte. Het is vanzelfsprekend en belangrijk dat de mening van de naaste met een verstandelijke beperking hierin uitdrukkelijk wordt meegenomen. Ook signalen en uitingen die niet in taal worden weergegeven, maar die de familie of de naaste verzorgers wel kunnen interpreteren, kunnen worden meegewogen. Huisartsen, kinderartsen en AVG's zijn vaak nauw betrokken bij het leven van mensen met een verstandelijke beperking en zijn ook goed op de hoogte van de levensgeschiedenis en de familie. Zij zijn degenen die vroegtijdig het thema 'advance care planning' kunnen aansnijden en bespreken, zodat er ruim tijd is voor familie en andere belangrijke betrokkenen om na te denken over wat de toekomst gaat brengen. Dit kan ertoe leiden dat er aan het einde van het leven meer rust is, minder onder druk hoeft worden beslist en minder onnodige handelingen worden verricht.[12]

Voor poliklinieken waar AVG's werkzaam zijn, zie www.nvavg.nl

Literatuur

1. Schalock R. Intellectual disability: definition, classification, and systems of supports. 11th ed. Washington: American Association on Intellectual and Developmental Disabilities, 2011.
2. Patja K, Iivanainen M, Vesala H, et al. Life expectancy of people with intellectual disability: a 35-year follow-up study. J Intellect Disabil Res 2000; 44: 591–9.
3. Heslop P. Confidential inquiry into premature deaths of people with learning disabilities. Bristol VK: Norah Fry Research Centre, 2013.
4. Handreiking voor beoordeling wilsbekwaamheid (www.rijksoverheid.nl/documenten-en-publicaties/brochures/2007/01/01/handreiking-voor-de-beoordeling-van-wilsbekwaamheid. html).
5. Heide A van der, Deliens L, Faisst K, et al. End-of-life decision-making in six European countries: descriptive study. Lancet 2003;362:345–50.
6. Wagemans AM, Schrojenstein Lantman-de Valk HM van, Proot IM, et al. End-of-life decisions for people with intellectual disabilities, an interview study with patient representatives. Palliat Med 2013 Sep;27(8):765-71.
7. Tuffrey-Wijne I. A new model for breaking bad news to people with intellectual disabilities. Palliat Med 2013;27:5–12.
8. Steen JT van der, Onwuteaka-Philipsen BD, Knol DL, et al. Caregivers' understanding of dementia predicts patients' comfort at death: a prospective observational study. BMC Med 2013;11:105.
9. Vilans, geraadpleegd via www.kennispleingehandicaptensector.nl/kennisplein/Dementie-bij-mensen-met-een-verstandelijke-beperking.html op 2 juli 2013.
10. Richtlijn Epilepsie van de Nederlandse Vereniging voor Neurologie, geraadpleegd via www. neurologie.nl/publiek/beroepsinformatie/richtlijnen/nvn-richtlijnen op 2 juli 2013.
11. Haan K, Rossum N van. Palliatieve zorg voor mensen met een verstandelijke beperking, 2009, geraadpleegd via www.oncoline.nl/verstandelijke-beperking op 2 juli 2013.
12. ZonMw. Moet alles wat kan? Vragen rond medische beslissingen bij het begin en einde van het leven. Den Haag: ZonMw, 2013:1–66.

Hoofdstuk 8
Patiëntperspectief op palliatieve zorg

M.H.P. Bögels, P. Evers en J. Somsen

Samenvatting De huisarts vervult een cruciale rol om mensen in de laatste fase van hun leven de gelegenheid te geven zo veel mogelijk zelf regie te voeren. Hij biedt ondersteuning aan patiënt en naasten bij het maken van keuzes op het gebied van medische en psychische zorg en spiritualiteit binnen de eigen sociale context. Het is van belang om, afgestemd op de behoefte van de patiënt en diens naasten, tijdig het gesprek aan te gaan en in gesprek te blijven over het naderend levenseinde. Samen gemaakte afspraken worden vastgelegd in het individueel zorgplan, dat regelmatig wordt bijgesteld. Binnen het medisch haalbare is de wens van de patiënt leidend.

8.1   Inleiding

In Nederland sterven jaarlijks 135.000 mensen, een groot aantal van hen als gevolg van een uiteindelijk levensbedreigende, chronische ziekte. Veel van deze mensen krijgen ooit in hun leven te maken met palliatieve zorg. Het besef dat er geen genezende therapie meer mogelijk is en het leven ten einde loopt (ook al kan dat nog geruime tijd duren), kan patiënten en naasten het gevoel geven geen grip meer te hebben op de situatie. Juist op dat moment kunnen behandelaars de helpende hand bieden en de regie meer overlaten aan de patiënt. Eigen regie is daarbij een rekbaar begrip: voor sommigen betekent dit zo veel mogelijk betrokkenheid bij alle beslissingen, voor anderen juist dat de zorgverlener meer de leiding heeft in het bepalen van de zorg. Ieders behoefte moet hierin gerespecteerd worden.

De huisarts vervult een belangrijke rol in de invulling van zorg en de betrokkenheid van de patiënt en naasten bij dat proces. Hij is meestal de zorgverlener die de patiënt en zijn omgeving het beste kent en die ook op de hoogte is van de mogelijkheden van mantelzorg en zorgverlening dicht bij huis. De kwaliteit van

M.H.P. Bögels (✉) · P. Evers
Nederlandse Federatie voor kankerpatiëntenorganisaties, Utrecht, The Netherlands

J. Somsen
Palliatieve Terminale thuiszorg Nederland, Bunnik, The Netherlands

© 2014 Bohn Stafleu van Loghum, onderdeel van Springer Media BV
A.J. Berendsen, F.M. van Soest (Red.), *Inzichten in de palliatieve zorg,*
DOI 10.1007/978-90-368-0826-2_8

leven tijdens het hele traject van palliatieve zorg kan verbeterd worden wanneer de huisarts rekening houdt met de volgende aspecten:

1. In het hele traject aansluiten bij de wensen van de patiënt. Iedere patiënt heeft zijn eigen manier van omgaan met de boodschap 'niet meer beter te worden'.
2. Tijdig het gesprek aangaan over aanvang van de palliatieve zorg en over elke volgende fase daarbinnen (*advanced care planning*).
3. Op basis van gesprekken met de patiënt en naasten de optimale (mix van formele en informele) zorg bepalen (*shared desicion making*).
4. De patiënt de ruimte geven voor eigen inbreng in beslissingen (*eigen regie*) en de uitvoering daarvan (*zelfmanagement*), rekening houdend met de mate waarin de patiënt bij beslissingen in dit proces betrokken wil worden. Het kan ook zijn dat patiënten bewust niet kiezen voor eigen regie en de beslissingen aan de huisarts willen overlaten. Er dient ook aandacht te zijn voor de dubbelrol van de informele zorgverleners, die zowel naasten als mantelzorgers zijn.
5. De beslissingen en afspraken vastleggen in een *individueel zorgplan*. Hierin ligt niet alleen vast welke zorg verleend wordt, maar ten minste ook wie de hoofdverantwoordelijke behandelaar is en wie de zorg coördineert (*eerste aanspreekpunt*).

8.2   Wat is palliatieve zorg?

Volgens de verkorte definitie uit 2002 van de World Health Organisation wordt onder palliatieve zorg verstaan: een benadering die de kwaliteit van leven verbetert van patiënten en hun naasten die te maken hebben met een levensbedreigende aandoening, door het voorkomen en verlichten van lijden door middel van vroegtijdige signalering en zorgvuldige beoordeling en behandeling van pijn en andere problemen van lichamelijke, psychosociale en spirituele aard.[1]

Palliatieve zorg richt zich dus uitdrukkelijk zowel op de patiënt als op diens naasten. Palliatieve zorg behelst veel meer dan alleen aandacht voor medische en lichamelijke aspecten. Juist de aandacht voor de andere dimensies (psychisch, sociaal, spiritueel) kan de patiënt helpen betekenis te geven aan deze periode in zijn leven.

De palliatieve fase omvat een veel grotere tijdsspanne dan alleen de laatste paar weken voor overlijden. Het gesprek over palliatieve zorg zou moeten beginnen wanneer de verwachting bestaat dat de patiënt binnen een jaar komt te overlijden. We onderscheiden een periode die nog gericht is op de behandeling van symptomen van de ziekte en levensverlenging (ziektegerichte palliatie), die overgaat in behandeling van klachten en symptomen van algemenere aard (symptoomgerichte palliatie). In de praktijk zijn ziekte- en symptoomgerichte palliatie sterk met elkaar verweven. In de terminale fase nemen de krachten van de patiënt verder af, en monden uit in de stervensfase (de laatste paar dagen). Tot slot hoort ook de nazorg voor nabestaanden tot de palliatieve zorg. Dit is weergegeven in Figuur 8.1.

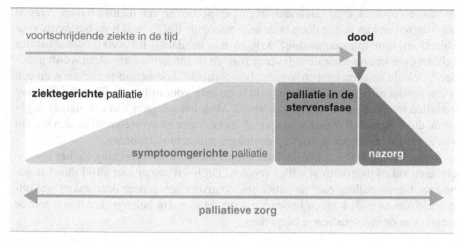

Figuur 8.1 Fasen in de zorg rond het levenseinde.

8.3   Als er geen genezing meer mogelijk is

Bij alle ongeneeslijke ziekten speelt de vraag hoelang door te gaan met behandelen. De vraag is echter of alles moet wat kan. Deze vraag was onlangs onderwerp van een breder rapport van ZonMw.[3]

In een recente enquête antwoordt 60% van de artsen dat er soms te lang doorbehandeld wordt.[4] Zowel voor artsen als voor patiënten is het lastig de curatieve of palliatieve levensverlengende behandeling te stoppen. Dit heeft verschillende oorzaken.[5,6] Artsen zijn opgeleid om te behandelen, niet om een behandeling te staken. Ze zien stoppen met behandelen als medisch falen of ze zijn bang voor het oproepen van te veel emoties. Patiënten hebben vaak nog te hoge verwachtingen van een laatste behandeloptie, ze klampen zich vast aan de laatste strohalm en putten hoop uit nog een nieuwe behandeling, soms tegen beter weten in. In sommige bevolkingsgroepen speelt daarnaast de culturele of geloofsachtergrond een rol: uiteindelijk beslist God/ Allah over het einde van het leven en de mens moet daarin meegaan.

Bij elke transitie van de palliatieve behandeling kan de huisarts de patiënt helpen een keuze te maken: kiezen we voor nog een behandeling met de bedoeling te proberen het leven te verlengen, inclusief bijwerkingen, frequent ziekenhuisbezoek etc? Of kiezen we veeleer voor behoud van kwaliteit van leven door verlichting of voorkomen van het lijden?

Dit omslagpunt vraagt om een zorgvuldig gesprek tussen patiënt en hulpverlener, waarbij de mogelijkheden en vooral de onmogelijkheden voor genezing eerlijk besproken worden. Dit kan leiden tot het besef dat er andere keuzes gemaakt kunnen worden. Vertrouwen, het gevoel niet in de steek gelaten te worden en een gevoel van veiligheid zijn hierbij belangrijk. Van hieruit kan de patiënt met de zorgverlener en de naasten op zoek naar een ander levensperspectief en een nieuwe balans. Vragen als 'wat wil en kan ik nog doen in de mij resterende tijd?', 'wat is de betekenis voor mezelf en voor mijn omgeving?' krijgen dan aandacht. En welke consequenties hebben deze keuzes voor de te leveren zorg en de manier waarop deze wordt geboden? Ook de naasten hebben vragen, bijvoorbeeld 'hoe bereid ik me voor op een leven zonder mijn geliefde?' 'hoe houd ik de zorg voor mijn geliefde vol?' Of: 'hoe vertellen we dit nieuws aan de kinderen?' Voor het aangaan van een dergelijk gesprek dient men zich wel af te vragen of, in hoeverre en op welke wijze een patiënt van zijn/haar levensperspectief op de hoogte gebracht wil worden.

Sommige patiënten zullen meteen vragen stellen met betrekking tot het levenseinde en zaken daaromtrent willen regelen. Dit hoeft echter niet altijd direct te gebeuren. Geruststelling naar de patiënt en de afspraak wanneer deze zaken wel uitgebreid aan de orde kunnen komen, zijn op dit moment belangrijker dan direct de details van de stervensfase te bespreken.

8.4 Open dialoog

De huisarts is in het algemeen de hulpverlener bij uitstek om een gesprek over het levenseinde met de patiënt en de naasten aan te gaan. Hij kent de patiënt immers, maar ook zijn naasten en zijn omgeving, en hij heeft in de loop der tijd een goede relatie met de patiënt opgebouwd.

Van belang is het gesprek vooral tijdig te beginnen, zodat de koers in alle rust kan worden bepaald. De situatie dat er in een crisisachtige sfeer in korte tijd beslissingen moeten worden genomen, moet vermeden worden. We noemen dit *advanced care planning*. Dit betekent niet dat meteen in het eerste gesprek alles aan de orde moet komen: palliatieve zorg is veelal een traject van maanden, het uiteindelijke sterven is dan nog verder weg. Op gezette tijden, en zeker wanneer de ziekte van de patiënt daartoe aanleiding geeft, kan steeds een volgende stap in het proces gezet worden. Palliatieve zorg en de inhoud daarvan zijn een dynamisch geheel dat steeds opnieuw overleg en aanpassing behoeft, toegesneden op de veranderende situatie van de patiënt en de naasten.

De huisarts kwam soms langs, dat mocht voor mij meer, want dat had kunnen helpen om de verwarring bij ons als familie, toen mijn vader op bed kwam te liggen, te verkleinen. Ook stond iedereen er anders in, wat ook tot spanningen leidde. Ik had daarbij graag meer begeleiding gehad van de huisarts. Het ene familiegesprek dat we hadden gehad, was niet genoeg. Ik had graag meer initiatief van hem gehad daarin, dat hij beter had gesignaleerd dat we vragen hadden en nog meer daarop inging.

In een open dialoog bespreken huisarts en patiënt met de naasten en eventueel andere nauw betrokken zorgverleners alle opties met hun voor- en nadelen. Zo'n gesprek kan voor de patiënt en naasten confronterend zijn. Daarom is het van belang achteraf of in een vervolggesprek te controleren of alle informatie goed begrepen is.

Vervolgens kunnen patiënt, huisarts en naasten gezamenlijk kijken naar de wensen en de visie van de patiënt en naasten. In hoeverre zijn de wensen haalbaar en wat is ervoor nodig om daaraan zo veel mogelijk tegemoet te komen. Hierbij denken we niet alleen aan mogelijkheden en wensen op medisch gebied, maar ook op psychisch/emotioneel, sociaal/maatschappelijk en spiritueel gebied. Ook de inzet van informele en formele zorgverleners (eigen netwerk en in palliatieve terminale zorg gespecialiseerde vrijwilligers)[7] wordt bekeken en de onderlinge afstemming van hen. Bij inzet van naasten als mantelzorgers moet ook worden gelet op de draagkracht van die mantelzorgers. Op basis van *shared decision making* komen arts, patiënt en naasten uiteindelijk tot een individueel zorgplan. Huisartsen met beperkte ervaring met palliatieve zorg kunnen hierbij advies en hulp inroepen van consulenten palliatieve zorg.[8]

In het individueel zorgplan staat duidelijk welke zorg er geleverd gaat worden. Van belang is dat er duidelijkheid is over wie de eerstverantwoordelijke zorgverlener is (degene die de beslissingen neemt). Dit zal vaak de huisarts zijn. Daarnaast kan er een eerste aanspreekpunt zijn dat voor afstemming en 'regelzaken' zorg draagt. Deze taak kan gedelegeerd worden aan een wijkverpleegkundige. Een belangrijk punt van aandacht voor huisartsen, zeker in de stervensfase, is dat het zorgplan voldoende duidelijkheid biedt omtrent de afspraken die er gemaakt zijn betreffende de wensen rondom levenseinde, en beschikbaar is voor dienstdoende huisartsen (in nacht- en weekenddiensten).

In een periode van toenemende afhankelijkheid vinden veel patiënten het fijn wanneer zij zo veel mogelijk zaken zelf kunnen blijven doen. Uiteraard gaat het om zelf beslissingen nemen, maar ook zelf taken uitvoeren. Hierbij is het van belang dat de patiënt zijn beperkte energie kan steken in 'leven' in plaats van in 'overleven'. De patiënt moet voldoende tools in handen hebben voor *zelfmanagement*. Samen met de patiënt kan bezien worden hoe dagelijkse taken (bijv. douchen, boodschappen doen, eten bereiden) overgenomen kunnen worden, terwijl voor andere patiënten deze kleine regeldingen juist een goede afleiding kunnen zijn. De zelfregie van de patiënt is wederom uitgangspunt.

8.5 Sterven op je eigen manier

Binnen de palliatieve zorg nemen vragen over het levenseinde een speciale plaats in. Patiënten kunnen zich moeilijk een voorstelling maken van het naderende einde: zij zijn er vaak bang voor. Goede voorlichting over pijnbestrijding en eventueel de mogelijkheid van palliatieve sedatie om lijden te verzachten, kunnen veel onrust bij patiënten wegnemen. De Koninklijke Nederlandsche Maatschappij tot bevordering der Geneeskunst (KNMG) heeft hierover voorlichtingsmateriaal ontwikkeld.[9]

Ook moet tijdig gesproken worden over de wensen met betrekking tot het bestrijden van optredende andere ziekten, zoals antibioticabeleid, ziekenhuisopname, reanimeren, kunstmatig voeden en vocht toedienen en eventueel euthanasie. Openheid over dit laatste is van groot belang. Als de patiënt het onderwerp niet zelf ter sprake brengt, zou de huisarts in elk geval proactief naar de wensen van de patiënt moeten informeren. In geval van verschil van inzicht moeten patiënten in de gelegenheid worden gesteld van huisarts te wisselen.

Naast de medische zaken valt er veel meer te bespreken rondom het sterven: waar wil de patiënt graag overlijden, wie moet(en) daarbij zijn en, in overleg met de naasten, wat gebeurt er daarna?

De manier waarop mensen nadenken of willen praten over het levenseinde kan heel divers zijn. Motivaction[10] heeft in opdracht van het STEM-project[11] (*ster-ven op je eigen manier*) geïnventariseerd hoe mensen in Nederland omgaan met de laatste levensfase en de dood. Er zijn vijf groepen[12] die ieder een globaal gedeelde opvatting hebben over de laatste levensfase, de manier waarop ze omgaan met sterven en met welke zorg of rituelen ze zich daarbij wil omringen. De website www.doodgewoonbespreekbaar.nl geeft handvatten om patiënten te karakteriseren.

8.6   Ondersteuning mantelzorgers

De meeste zorg in de palliatief terminale fase wordt niet geboden door de beroeps-matige zorg, maar door partners en andere familieleden en vrienden.[13] Mantel-zorgers hebben daarbij een dubbele positie. Aan de ene kant worden ze als naasten geconfronteerd met doodgaan, met medische beslissingen rond het levenseinde, met afscheid nemen en de daarmee gepaard gaande gevoelens van angst, onzeker-heid of opluchting. In verband hiermee hebben ze vaak behoefte aan emotionele ondersteuning bij het omgaan met de situatie en met hun gevoelens. Aan de andere kant is mantelzorg in deze fase ook een zware zorgtaak. Mantelzorgers verlenen bijvoorbeeld persoonlijke zorg, verrichten verpleegkundige taken, en moeten vaak veel regelen (vervoer naar ziekenhuis, afstemmen met verschillende hulpverleners). Meer dan driekwart van de mantelzorgers in deze fase voelt zich dan ook enigszins of zwaar overbelast.[14] De huisarts vervult een belangrijke rol bij het inschatten van deze belasting en biedt ondersteuning of verwijst hen zo nodig door. Men kan behoefte hebben aan praktische steun (in het huishouden, bij opvang van kinderen, medicijnen ophalen, vervoer), een vrijwilliger of beroepskracht die de zorg even overneemt (respijtzorg), goede informatie (over het verloop van het ziekteproces of mogelijkheden voor verdere ondersteuning) en training (zorgvaardigheden, tiltech-nieken). Daarnaast is het voor mantelzorgers van belang dat zij erkend worden in de belangrijke rol die zij hebben in de zorg voor de stervende. Daarom moeten zij goed worden geïnformeerd over de zorg die geboden wordt, hun kennis en ervaring in de zorg voor hun dierbare moeten serieus worden genomen. Dreigende overbelasting van mantelzorgers dient men tijdig te signaleren en bespreekbaar te maken. Hier kan de huisarts en/of de praktijkondersteuner een belangrijke rol spelen.

Wanneer de huisarts (of andere beroepskracht) signaleert dat de zorgtaak te zwaar wordt voor de mantelzorger, kan deze adviseren gespecialiseerde vrijwilligers in te schakelen. Vrijwilligers Palliatieve Terminale Zorg[15] (VPTZ) bieden de cli-ent en naasten tijd, aandacht en ondersteuning. Vrijwilligers hebben de tijd, ze zijn zorgvuldig geselecteerd en opgeleid en worden intensief begeleid om de cliënt en de naasten te ondersteunen op een betrokken en deskundige manier. Zij kunnen bijvoorbeeld ('s nachts of overdag) de zorg voor de stervende overnemen, zodat de mantelzorgers kunnen rusten of iets anders kunnen doen, en kunnen een luisterend oor en emotionele ondersteuning bieden.

'Wij konden de zorg als familie niet meer aan. Eigenlijk hebben we dat te laat ontdekt, anders hadden we zeker eerder VPTZ gebeld. Maar toen we gebeld hadden, konden ze ook binnen 24 uur hulp bieden. Je kon goed merken dat de vrijwilligers goed opgeleid waren, en goed bekend waren met de laatste levensfase en alles wat daarbij hoort. Dat gaf ons rust. Steeds weer heel plezierige mensen, ieder op zijn eigen manier. We konden op ze bouwen, we konden goede afspraken met ze maken, en als het nodig was, zocht de coördinator ook contact met de beroepsmatige zorg. We waren eigenlijk verrast hoe prettig en helpend hun aanwezigheid was. Alhoewel we van tevoren huiverig waren dat nog meer mensen aan het bed onrust zou geven, bleek het tegendeel waar. Deze vrijwilligers gaven ons een steun in de rug om mijn vrouw zo te laten sterven zoals dat is gebeurd.'

Wanneer thuis sterven niet meer mogelijk is, kunnen mensen de laatste levensfase doorbrengen in een omgeving die de patiënt en zijn of haar naasten zo veel mogelijk ervaren als thuis, zoals in een bijna-thuis-huis of high-care hospice. Ook hier staan vrijwilligers de cliënt en hun naasten terzijde. Daarnaast bieden de (eigen) huisarts en thuiszorg de beroepsmatige ondersteuning.

In onze situatie was het beter dat mijn man niet thuis maar buitenshuis de rust kreeg om te sterven. In het hospice voelden we ons allemaal op ons gemak en hadden we genoeg inspraak om de dingen zo te laten verlopen zoals mijn man en wij graag wilden.

Omdat vrijwilligers dikwijls langer in een gezin aanwezig zijn, en rustig de tijd hebben om met de familie en de stervende door te praten, kunnen zij vaak ook goed signaleren waar nog extra behoefte aan zorg is, en dit vervolgens afstemmen met bijvoorbeeld de huisarts en de thuiszorg.

Tot slot speelt de huisarts na het overlijden een rol bij de rouwverwerking. Het wordt door naasten meestal op prijs gesteld wanneer de huisarts na verloop van tijd nog een keer contact opneemt om de ervaringen tijdens de palliatieve fase te bespreken. Ook kan dan aandacht gegeven worden aan de rouwverwerking en bezien worden of ondersteuning daarbij nog gewenst is.

8.7 Voorwaarden goede palliatieve zorg

Aan welke kwaliteitscriteria zou goede palliatieve zorg moeten voldoen? Vanuit patiëntenperspectief heeft de Nederlandse Patiënten en Consumenten Federatie (NPCF)[16] al in 2004 voor het eerst criteria geformuleerd. Het Nederlands Instituut voor onderzoek van de gezondheidszorg (NIVEL)[17] publiceerde in 2010 een set van 43 indicatoren.

Door het Kwaliteitsinstituut wordt momenteel gewerkt aan een zorgmodule palliatieve zorg. Deze zal in het najaar van 2013 afgerond worden.

Op www.pallialine.nl staan meer dan 50 richtlijnen voor specifieke aspecten van palliatieve zorg, waaronder voor palliatieve zorg voor mensen met een niet-westerse achtergrond of voor voeding. Op deze website staat ook een aantal folders voor patiënten, onder andere over palliatieve sedatie en euthanasie. De website www. kanker.nl biedt in elk geval voor kankerpatiënten veel informatie, ook op het gebeid van palliatieve zorg.

8.8   Conclusie

In zijn algemeenheid kan gesteld worden dat bij goede palliatieve zorg de patiënt centraal staat. De patiënt krijgt alle mogelijkheden om, waar hij dat wil, zo veel mogelijk eigen regie te voeren. De huisarts heeft een belangrijke rol als coördinator van de zorg in deze fase en in het faciliteren van de patiënt. De volgende items zijn van belang.

1. Uitgaan van wensen van de patiënt en naasten.
2. Uitgaan van wat een patiënt nog kan.
3. Palliatieve zorg moet gegeven worden langs de vier assen: fysiek/medisch, psychisch, sociaal, spiritueel/zingeving.
4. Duidelijkheid omtrent het centrale aanspreekpunt.
5. De verleende zorg is multidisciplinair
6. Tijdig bespreken van wensen en mogelijkheden en regelmatige evaluatie en bijstelling, zodat er niet onverwacht een crisissituatie ontstaat.
7. De gemaakte afspraken zijn vastgelegd in een individueel zorgplan.
8. De zorg wordt uitdrukkelijk verleend aan de patiënt en diens naasten.

Uiteindelijk gaat het in deze fase vooral om leven toe te voegen aan de dagen in plaats van dagen aan het leven.

Literatuur

1. WHO Definition of Palliative Care (www.who.int/cancer/palliative/definition/en).
2. IKNL, Algemene inleiding richtlijnen palliatieve zorg, 2010.
3. Haaft G ten. ZonMW Signalement. Moet alles wat kan. Utrecht: ZonMw, april 2013.
4. Visser J. De arts staat in de behandelmodus. Medisch contact 2012;22;1326-9.
5. Gezondheidsraad/ Raad voor de Volksgezondheid/ Centrum voor ethiek en gezondheid. Toekomstverkenning ethiek en gezondheid, 2012.
6. Kievit J. Niet behandelen is soms beter. Medisch contact 2012;9;522-4.
7. Zie www.vptz.nl.
8. www.netwerkpalliatievezorg.nl/.
9. KNMG-brochure voor hulpverleners: Tijdig spreken over het levenseinde. Brochure voor patienten: Spreek op tijd over uw levenseinde.

10. Thorborg L. Motivaction onderzoekt het denken over sterven. Stroomlijn 2008;8(3):12-3 (www.transmuraalnetwerk.nl/magazine/PDF%20bestanden%20Stroomlijn/Stroomlijn%20 OKTOBER%202008_low.pdf).
11. STEM, Sterven op je eigen manier (www.stichtingstem.info/)
12. www.doodgewoonbespreekbaar.nl/Hoegajijommetdedood.aspx.
13. Visser G. Factsheet mantelzorg in de palliatief terminale fase. Utrecht: Expertisecentrum mantelzorg/ Vilans, 2008.
14. Visser G. Mantelzorg in de palliatief terminale fase. Aanbevelingen voor ondersteuning van mantelzorgers. Den Haag: Lemma, 2006.
15. Zie www.vptz.nl voor de VPTZ-organisaties in uw regio.
16. NPCF. Palliatieve zorg in de laatste levensfase – een handreiking vanuit patiënten/ consumentenperspectief, 2004 (http://zoeken.npcf.nl/ci/fattach/get/32/0/filename/palliatieve_zorg. pdf).
17. Franke AL, Claessen SJJ, Deliens L, NIVEL. Kwaliteitsindicatoren voor palliatieve zorg: praktische handleiding voor zorgaanbieders, 2010 (www.nivel.nl/sites/default/files/bestanden/Rapport-kwaliteitsindicatoren-paliatieve-zorg-handleiding-dec2010.pdf).

Deel II

Hoofdstuk 9
Palliatieve terminale zorg in de thuissituatie

Florien B. van Heest

Samenvatting De meeste huisartsen vinden dat palliatieve zorg bij de huisartsgenees-kunde hoort. In verschillende levensfasen – met diverse tot de dood leidende ziekten – wordt het levenseinde op een andere manier beleefd door patiënt en zorgverlener. Dit beïnvloedt de problemen die in de palliatieve fase ontstaan. Als hoofdbehandelaar in deze fase kan de huisarts vaak medicatie staken. Regelmatig contact met patiënt en mantelzorg over wensen rond behandeling en levenseinde creëren een basis van ver-trouwen. Symptoombehandeling staat voorop. Consultatie over symptomatologie of een complexe situatie kan de kwaliteit van zorg vergroten Het subcutaan toedienen van medicatie is een eenvoudige waardevolle behandelmethode. De stervensfase in de thuis-situatie kan mede door de samenwerking met mantelzorg en thuiszorg voor de huisarts een bevredigend sluitstuk van een periode met intensieve begeleiding zijn. Reflectie door de zorgverleners op hoe het proces verlopen is, kan verbeterpunten opleveren.

Het doel van dit hoofdstuk is elementen te bespreken die van belang zijn voor de palliatieve fase en de terminale fase in de thuissituatie.

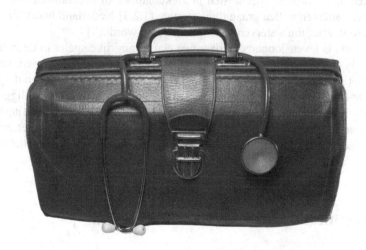

huisarts

F. B. van Heest (✉)
UMC St. Radboud, Nijmegen, The Netherlands

© 2014 Bohn Stafleu van Loghum, onderdeel van Springer Media BV
A.J. Berendsen, F.M. van Soest (Red.), *Inzichten in de palliatieve zorg,*
DOI 10.1007/978-90-368-0826-2_9

Thuis (woning) (Uit Wikipedia, de vrije encyclopedie)

Thuis is de benaming voor de plek (het huis) waar iemand woont. Thuis is de plek waar men zich veilig voelt. Het heeft dan ook een positieve connotatie. Het woord is een samentrekking van te en huis. Het wordt niet meer als een samentrekking gezien, en wordt dan ook zonder apostrof geschreven — in de 19e eeuw was het nog: t'huis. Het woord is (afgezien in samenstellingen als thuisbankieren) samen met thans het enige oorspronkelijke dat met th begint. Als bijwoord wordt het woord ook gebruikt voor naar of in (iemands) huis.
– Samen uit, samen thuis.
– Hoe is het thuis?
Het wordt eveneens gebruikt in de overdrachtelijke betekenis van ergens of met iets goed bekend zijn:
– Hoe goed ben jij thuis in de effectenhandel?

9.1 Inleiding

De meerderheid van huisartsen (in opleiding) vindt de palliatieve zorg en in het bijzonder de terminale zorg een belangrijk, maar soms ook moeilijk, onderdeel van de huisartsenzorg. Deze zorg hoort bij de huisartsgeneeskunde en moet niet worden overgelaten aan hospices, specialisten in ziekenhuizen of specialisten ouderengeneeskunde. Patiënten willen graag thuis sterven.[1,2,3] Nederland hoort bij de landen in Europa waar thuis sterven vaak gerealiseerd wordt.[4]

De huisarts is levenslooparts en daarmee een belangrijke speler in de zorg rond de patiënt in een palliatieve en terminale fase. De huisarts kent de patiënt vaak als deel van het (familie)systeem, en de patiënt kent zijn huisarts ook op een dergelijke manier. De zorgverlening in de laatste levensfase kan in het verlengde liggen van een langdurige behandelrelatie. In de maanden – soms jaren – voor het uiteindelijk sterven wordt de basis gelegd voor vertrouwen in de laatste fase. Om het einde op een op de individuele patiënt afgestemde manier te laten verlopen, is de dialoog met de patiënt, de mantelzorg en eventueel thuiszorg of verzorging nodig.

9.2 Identificatie patiënten en hun kenmerken

Het is van belang dat de huisarts de patiënten die binnen een jaar zouden kunnen overlijden identificeert in zijn praktijk en markeert in zijn automatiseringssysteem. [5] Dit bevordert overleg met de thuiszorg of verzorging in het kader van een anticiperend beleid en kan daarmee mogelijk onnodige ziekenhuisopnamen voorkomen. Ook wordt de omvang van de palliatieve zorg door de huisarts transparanter.

Tabel 9.1 Patiëntengroepen met levensfasekarakteristieken.

leeftijdsgroep	soort ziekte	therapie	levensfase	complicerend
0-20 jr	aangeboren afwijkingen 70% kanker kinderleeftijd 30%	max. therapie ten koste van...	ouders, broer/zus belangrijk ontwikkeling, school	ouders niet op één lijn
21-40 jr	agressieve kankers moeilijk te ontdekken (doctor's delay) aangeboren afwijkingen	max. therapie lang gelukt dan toch niet	opbouw gezin (soms jonge) kinderen partner en ouders	verslaving, psychiatrie
41-60 jr	Kanker orgaanfalen neurologische aandoeningen	therapeutische opties vallen soms zo tegen	overgang ouder naar grootouder partner en kinderen, soms nog een ouder	verslaving, psychiatrie onverwerkte problemen verstoorde relaties
61-80 jr	Kanker verouderingsziekten	therapie wat wel? wat niet?	deels voltooid deels nog ontijdig kinderen, partner soms	Comorbiditeit eerdere ervaringen
> 81 jr	effecten van veroudering meerdere soorten kanker of andere terminale ziekten	therapie wat niet? wat nog wel?	voltooid leven vaak geen partner meer kinderen	Multimorbiditeit afstemming zorgverleners

De problematiek op het gebied van de palliatieve zorg voor patiënten in de verschillende levensfasen is verschillend en daarmee verschillen ook de rol en wijze van ondersteuning door de huisarts (Tabel 9.1).

9.3 Diagnose en prognose

Na het stellen van de diagnose – liefst op een snelle en adequate manier – kan een prognose worden gegeven en het verdere beleid worden bepaald. Ook bij hoogbejaarden is de diagnose van fundamenteel belang. Op basis van een gesprek, lichamelijk onderzoek en soms wat eenvoudige testen kan vaak een diagnose gesteld worden. Door een gesprek met de patiënt over wat mogelijk is en wat hij wenst, gezien eventuele comorbiditeit, kan 'medisch overbehandelen' worden voorkomen (casus 1). De rationele afweging dat verdere diagnostiek niet zinvol is – vaak een juist en wijs beleid – kan soms toch een andere uitkomst opleveren dan gedacht (casus 2)

Casus 1

Een 89-jarige vrouw met multimorbiditeit heeft vaginaal bloedverlies. Ze woont in het verzorgingshuis en wil niet naar het ziekenhuis voor onderzoek. Haar dochters steunen haar daarin. De huisarts maakt blind een vaginaal uitstrijkje, waarin adenocarcinoomcellen worden aangetroffen. De bloedverdunning wordt gestaakt, waarop het bloeden stopt. Een half jaar later overlijdt mevrouw na een langzame achteruitgang rustig in haar eigen omgeving.

Casus 2

Een 86-jarige vrouw met een ernstige vorm van de ziekte van Parkinson wordt in het ziekenhuis opgenomen met buikklachten. Op de CT-scan zijn aanwijzingen te zien voor een pancreaskopcarcinoom. Er wordt afgezien van verdere diagnostiek. Haar prognose wordt geschat op drie maanden. Drie jaar later leeft mevrouw nog steeds, zonder buikklachten.

Een 'dokters delay' bij het stellen van de diagnose kan het vertrouwen in artsen en medische mogelijkheden beschadigen. Verdere begeleiding kan hierdoor (zeer) moeilijk zijn.

Onder '*de prognose*' wordt meestal een uitspraak verstaan over hoe lang de patiënt nog te leven heeft. Artsen zijn geneigd een te gunstige inschatting te geven.[6,7] De huisarts kijkt meestal naar algemene factoren zoals gewichtsverlies, achteruitgang van de conditie en eetlust. Er is een trend om zeer voorzichtig te zijn met uitspraken over de nog te verwachten levensduur. Bij het geven van een prognose zou deze verpakt kunnen worden in termen van schattingen. Bijvoorbeeld: 'Ik vind het moeilijk om er iets over te zeggen, maar als ik zie hoe u de afgelopen twee weken achteruit bent gegaan, ben ik bang dat u niet veel tijd meer heeft. Misschien nog twee weken, misschien nog vier.' Voor patiënten kan een niet te lange prognose ook een opluchting zijn.

De informatie van de medisch specialist over de prognostische schatting ten aanzien van het ziekteproces is voor de huisarts van meerwaarde. Informatie over de toepassing van nieuwe therapieën en de daarmee veranderende prognoses is van belang. Als de huisarts op de hoogte is van de verwachte prognose en de behandelmogelijkheden, kan hij de patiënt beter adviseren. Korte lijnen tussen huisarts en specialist bevorderen de samenwerking en mogelijk de kwaliteit van zorg.[8]

9.4 Overgang naar palliatieve terminale zorg: verandering van hoofdbehandelaar?

Als de winst van controles in het ziekenhuis voor de patiënt minimaal of onduidelijk is geworden, kan de huisarts de controles overnemen. Dit is een belangrijk moment in het ziekteverloop, dat samen met de patiënt gemarkeerd moet worden. De huisarts neemt dan alleen in bijzondere situaties of bij dilemma's contact op met de specialist. Het begeleiden van een patiënt in de thuissituatie heeft eigen kenmerken en een eigen dynamiek, waarbij er net als in het ziekenhuis één hoofdbehandelaar moet zijn.[9] Bij moeilijk verlopende situaties is dit extra belangrijk.

Multidisciplinair overleg in het ziekenhuis over het beleid bij een palliatieve patiënt kan veel bijdragen aan de zorg in het ziekenhuis en later thuis. Voor de transitie naar de thuissituatie is het van belang dat een kaderhuisarts palliatieve zorg deel uitmaakt van dit multidisciplinaire ziekenhuisteam. Goede verslaglegging van dergelijk overleg ten behoeve van de eigen huisarts vergemakkelijkt de overname naar de situatie thuis, waar ook weer een multidisciplinair team om de patiënt heen staat. Symptomen of problemen die in het ziekenhuis een hoofdrol speelden, blijken in de thuissituatie soms verdwenen te zijn of heel anders te worden beleefd.

9.4.1 Medicatie staken?

Het moment waarop de doelen van behandeling een ander perspectief krijgen is ook een moment om de medicatie opnieuw te beoordelen. Preventieve medicatie die gebruikt wordt om risico's op ziekte op de lange termijn te verminderen kan worden gestaakt. Dit betreft bijvoorbeeld statines, maar vaak ook cardiale medicatie die overbodig is geworden door gewichtsverlies en opiatengebruik.

In hoofdstuk 13 wordt ingegaan op diabetesbehandeling in de laatste fase. Inhalatiemedicatie bij patiënten met longproblemen moet echter gestart, herstart of doorgebruikt worden.

9.4.2 Begeleiding door de huisarts

De meeste huisartsen hebben regelmatig contact met patiënten in de palliatieve fase. Afhankelijk van de conditie van de patiënt is dit in de praktijk of aan huis. Naarmate de ziekte ernstiger wordt en meer symptomen veroorzaakt, zal de frequentie van dit contact toenemen. Patiënten waarderen dat, hoewel sommigen liever niet te direct geconfronteerd worden met hun ziekte of een naderend sterven. Soms is het nuttig patiënten in deze fase al kennis te laten maken met de thuiszorg tijdens een oriënterend en voorlichtend gesprek.

9.4.3   Kennis van de patiënt en diens wensen

Een globale indeling van een gesprek tijdens begeleidende visites of consulten kan zijn: verleden, heden en toekomst. Bij het verleden horen de biografie, de medische voorgeschiedenis, overlijden van andere familieleden; bij het heden horen de dagelijkse gang van zaken, de actuele symptomatologie en de mentale toestand; bij de toekomst de hoop en de plannen, verwachtingen, eventueel belangrijke gebeurtenissen om naartoe te leven. Het stellen van open vragen geeft de patiënt de gelegenheid dingen die voor hem van belang zijn te verduidelijken. Het loont de moeite om regelmatig een systematische anamnese naar de symptomatologie af te nemen (deels gesloten vragen o.a. over symptomen, zie kader). Het valt ook te overwegen te werken met een gestructureerde symptomenlijst zoals het Utrechts Symptoom Dagboek.[10]

9.5   Systematische anamnese naar symptomatologie

In het palliatieve stadium worden veel klachten niet gemeld door de patiënt, zo nu en dan doorvragen is de moeite waard:

Is er pijn? Zo ja, vraag naar:

1. lokalisatie *omschrijving *continu of met tussenpozen *veranderend in sterkte of steeds even sterk *uitlokkende momenten *verlichtende momenten
2. intensiteit op de 'visueel analoge schaal' (VAS) van 0 tot 10 of aangeven met een cijfer van 0 tot 10
3. wat is het effect van pijnmedicatie en hoe lang werkt deze

Pijnbeleving kan sterk worden beïnvloed door andere domeinen dan het lichamelijke.

1. de eetlust *benauwdheid *misselijkheid *overgeven *obstipatie *jeuk *hik *plas ophouden
2. na hoeveel tijd valt u in slaap, hoe vaak wordt u wakker, waardoor
3. bang (reële angst versus irreële angst, vermijding)
4. somber (verlies van plezier, interesse, zin)
5. kunt u het nog redden, of hebt u hulp nodig (psychisch, sociaal, existentieel, verpleegkundig, verzorging)

Bij het spreken over de toekomst hoort eveneens de vraag hoe men zich het levenseinde zou wensen. Daarbij kan indirect vragen helpen, als patiënten het moeilijk vinden om erover te praten. Bijvoorbeeld: ik had eens een patiënt in een situatie die lijkt op die van u en die was erg bang om te stikken. Speelt dat bij u ook? Of: het is voor u nu nog niet aan de orde, maar hoe denkt u eigenlijk over doodgaan? Zijn er dingen die ik als arts over u zou moeten weten?

Een gesprek over hoe men in het leven staat, of er nog zaken afgesloten of hersteld moeten worden, en of er bijvoorbeeld banden zijn met een kerk, kan patiënten helpen om stappen te zetten (zie ook casus 3).[11] De KNMG heeft diverse brochures uitgebracht om het gesprek tussen arts en patiënt op dit gebied te bevorderen.[12]

Casus 3

Een 60-jarige patiënte weet dat ze binnenkort komt te overlijden aan longkanker. Haar man en zij zijn destijds getrouwd in de katholieke kerk. Ze hebben het contact met de lokale kerk op de plek waar ze nu wonen verloren. Haar man en zij hechten eraan dat ze een kerkelijke begrafenis krijgt. Na een gesprek hierover en het advies contact op te nemen volgt een steunend contact met de (tot hun opluchting) ruimdenkende pastoor; dat geeft veel rust.

Onder huisartsen wordt verschillend gedacht over het moment waarop euthanasie aan de orde gesteld zou moeten worden en door wie. Een mogelijkheid is om het in een vroeg (veilig) stadium een keer ter sprake te brengen, om te weten hoe de patiënt erover denkt en om uitleg te geven.[13]

Uit onderzoek is gebleken dat er foutieve vooronderstellingen leven over de mogelijke gang van zaken rond het levenseinde met betrekking tot euthanasie en palliatieve sedatie.[14] Het helpt de patiënt en de arts wanneer ook bij deze lastige problematiek gestructureerd te werk wordt gegaan. De twee alternatieven zijn óf euthanasie óf een natuurlijke dood met optimale symptoombestrijding (en daarbij, indien nodig, toepassen van palliatieve sedatie). Vaak wordt het voorgesteld alsof er een derde weg zou zijn naast euthanasie: overlijden *door* palliatieve sedatie.

9.5.1 Evaluatie en bijstelling

Patiënten veranderen tijdens het ziekteverloop van gedachten over hoe ze de situatie ervaren en wat ze acceptabel vinden. De huisarts beweegt soepel mee met de behoeften en wensen van de patiënt. Een voorbeeldvraag om daarop in te spelen is: 'Zoals het nu gaat, is dat acceptabel voor u?' Telkens kan besproken worden welke medicatie en behandeling een patiënt nog wenst en wat medisch gezien het belang ervan is.

9.5.2 Kennis van het ziektebeeld van de patiënt

Door zich te verdiepen in het ziektebeeld van de patiënt, door de patiënt met regelmaat te onderzoeken en etiologisch te redeneren kan de huisarts anticiperen op mogelijk lichamelijke complicaties en de eventuele oplossingen daarvoor.

Het klassieke voorbeeld is de patiënt met longkanker die kleine hoeveelheden bloed ophoest. Die zou een longbloeding kunnen krijgen en daaraan plotseling kunnen overlijden. Meestal sterft een patiënt dan binnen zeer korte tijd. Voor het geval dat bewustzijnsverlies niet snel optreedt, zou een noodpakket met midazolam (als neusspray of een ampul voor in de wangzak of subcutaan) thuis op voorraad gegeven kunnen worden. Bij het noodpakket zouden ook donkere handdoeken klaargelegd kunnen worden om het bloed te maskeren.

9.5.3   Kennis van de mogelijkheden in de regio

(Bijna) alles wat in het ziekenhuis kan, kan thuis ook. Een vaste samenwerkingsrelatie van de huisarts en een thuiszorgteam is prettig en kan de kwaliteit van zorg ten goede komen. Langdurige samenwerking tussen huisarts en een thuiszorgorganisatie geeft wederzijds vertrouwen en kennis over elkaars kunde en mogelijkheden. De marktwerking in de thuiszorg is voor de huisarts complicerend. Verpleegkundige hulpmiddelen kunnen geleend worden (bijv. hoog-laag bed). Als extra ondersteuning voor de mantelzorg kan vaak ook een beroep gedaan worden op de vrijwillige thuiszorg.

Het kennen van de regio met de mogelijkheden en onmogelijkheden op het gebied van palliatieve zorg maakt het (samen)werken gemakkelijker. Soms brengt een palliatief netwerk een boekje uit op dit gebied; het internet biedt ook veel mogelijkheden (zie www.agora.nl/ZorgKiezen.aspx).

Voor de patiënt en de familie is het een rustig idee dat de zorg thuis net zo goed is als de zorg in het ziekenhuis. Indien van toepassing, gaat het ook om behandelingen die de kwaliteit van leven van de patiënt verbeteren, zoals zuurstoftherapie bij patiënten met klachten van een geobjectiveerde lage zuurstofspanning (bijv. bij longkanker, COPD, interstitiële vormen van kanker in de longen zoals soms bij borstkanker); voeding en/of vocht via een neus- of een duodenumsonde zoals bij MS-patiënten met slikproblemen; furosemidetherapie bij ernstig hartfalen of antibiotica bij cystische fibrose via een picc-lijn (bijzonder infuussysteem), APD-infuus en bloedtransfusie. Misschien geldt dit in de toekomst ook voor andere behandelingen, bijvoorbeeld palliatieve chemotherapie.

9.6   De behandeling van symptomen

Symptomen zijn signalen van het lichaam, ze helpen/dwingen de patiënt bijvoorbeeld om bij griep op tijd in bed te kruipen. De huisarts heeft dagelijks te maken met allerlei symptomen zoals pijn, hoesten, diarree, jeuk en koorts. De onderliggende aandoening gaat vanzelf over met adviezen en eventueel symptomatische medicatie. Dat geldt echter meestal niet voor een palliatieve situatie. De oorzaak van de symptomatologie is anders, de signaalfunctie is vervallen of veranderd en de benadering is anders.

In de palliatieve geneeskunde is het noodzakelijk over de meest waarschijnlijke oorzaak van een symptoom te denken en de behandeling daarop te baseren.

Patiënten melden symptomen soms niet omdat ze dan (moeten) toegeven dat het ziekteproces zich voortzet. Over de behandeling van symptomen in de palliatieve situatie is veel terug te vinden op de website www.pallialine.nl.[15,16]

9.6.1 Consultatie

Bij moeilijk te controleren symptomen, maar ook bij ingewikkelde situaties, is consultatie van een palliatief team (met ervaren verpleegkundigen en kader(huis)artsen palliatieve zorg) aangewezen (zie www.iknl.nl/kwaliteit/consultatie-palliatieve-zorg/consultatieteams-palliatieve-zorg). Soms zit een huisarts vast en dan helpt het om samen met een ander die vertrouwd is met dergelijke situaties de dingen op een rij te zetten. Door een gevoel van machteloosheid bij het aanzien van het lijden van de patiënt, kan bij mantelzorgers, maar ook bij zorgverleners, een gevoel van urgentie, van moeten handelen ontstaan. Overleg kan helpen om dan op een verantwoorde en proportionele manier in te grijpen.[17,18] Verder kan een huisarts onbewust onbekwaam zijn – je weet niet wat je niet weet.

9.6.2 Het subcutaan infuus

De laatste jaren wordt in toenemende mate gebruikgemaakt van de mogelijkheid van subcutane toediening van medicatie. Deze toedieningsweg (een subcutaan naaldje (een tender-naaldje, een dun kunststof naaldje dat de huid niet irriteert) met een pomp) is door zijn eenvoud zeer geschikt voor de thuissituatie. Bij een klein aantal patiënten blijkt de symptoomcontrole via deze weg superieur. In zeldzame gevallen wordt op deze wijze langdurig (> 1 jaar) gewerkt.

Indicaties voor het subcutaan infuus

1. bewustzijnsstoornissen
2. slikklachten
3. onvoldoende opname door misselijkheid en braken, maag-darmobstructie
4. wisselende pijn of verschillend reagerende patiënt ('patient-controlled anaesthesia (PCA)')
5. palliatieve sedatie (laatste 48 uur)

In verschillende regio's worden verschillende pompjes voor subcutane toediening gebruikt. In de zelf te vullen spuitenpomp kan de samengestelde dosering van medicatie gemakkelijk aangepast worden, het aantal keren bijdrukken is echter beperkt. Bij de 'CADD Legacy' PCA-pomp wordt met een honderd milliliter cassette met medicatie gewerkt die maximaal zeven dagen houdbaar is. Door het gebruik van een pomp is er een constante spiegel van het medicament in het bloed. Patiënt of mantelzorger kan zelf een vooraf ingestelde extra dosis toedienen. Het is mogelijk

Tabel 9.2 Subcutane toediening (s.c.).

middel	indicatie	kan samen met	bijzonderheden
vaak gebruikt			
morfine (mo)	pijn	ha+mi of me+mi	s.c. dan wel goede pijn controle goed
haloperidol (ha)	misselijkheid, delier	mo+mi	1×/24 u s.c.
metoclopramide (me)	misselijkheid	mo of mo+mi	proefdosis geven
midazolam (mi)	anti-epilepticum		bij epilepsie
	spierontspanner	mo of mo+ha	bij botmeta's
	sedativum	ha of le	bij sedatie
levomepromazine (le)	sedatie, misselijkheid	mo+mi	1×/24 u s.c.
liever los geven			
dexamethason (de)	pijn, misselijkheid	–	liever 1 dd 's mo s.c.
reservemiddelen bij pijn			
fentanyl (fe)	pijn	ha+mi of me+mi	evt. bij nierfalen
hydromorfine (hy)	pijn	mi; bij verder combineren gevolgen niet duidelijk?	alternatief
oxycodon (ox)	pijn	ha+mi of me +mi	alternatief

verschillende symptomen tegelijkertijd subcutaan te behandelen door een combinatie van medicamenten (Tabel 9.2).

Er is een volumebeperking bij het subcutaan toedienen. Als er meer dan vier tot vijf milliliter per uur wordt gegeven dan verloopt de resorptie niet meer goed. Bij het oplossen van problemen rond subcutane medicatietoediening kan de ervaring van een technisch thuiszorgteam of specialistisch team veel betekenen. Een subcutane proefdosis van medicatie kan verstandig zijn om een indruk te krijgen van de reactie van de patiënt op de subcutane medicatie. Dan kan de pomp aan de hand daarvan worden ingesteld.

Bijvoorbeeld: een eenmalige dosis midazolam (van 5, 10 of 15 mg) geeft een indruk van de reactie van de patiënt hierop. Bij leverfalen kan een lage dosering al tot langdurige sedatie leiden, bij leverinductie blijkt soms dat ook hogere doses midazolam weinig effect hebben.

9.7   Sterven thuis

Een stervensproces in de thuissituatie heeft een aantal eigen kenmerken:

1. De mantelzorg speelt een belangrijke rol en kent de patiënt goed; het is vaak een troost dat er zelf gezorgd kan worden.
2. De hulp in het kader van verzorging is beschikbaar en oproepbaar; de eigen woonomgeving blijft intact; wel staat de privacy onder druk en is er geen invloed op wie hulp verlenen (bepaalt de zorgverzekeraar, de organisatie en de tijd).

3. De organisatie rond de zorg, eventuele hulpmiddelen en de medicatie kan meer tijd kosten dan in een instelling.

Er zijn twee belangrijke voor de hand liggende redenen waarom het thuis ineens kan vastlopen. Deze worden hierna besproken.

9.7.1   De mantelzorg

De mantelzorg heeft een dubbele taak bij een stervensproces thuis. Namelijk een zorgtaak voor de zieke en een taak om op een goede manier afscheid te nemen van een dierbare. Soms is de veerkracht ineens op en is er een overweldigend gevoel van verdriet en 'het niet meer kunnen opbrengen'. Als er al thuiszorg is, dan is het vaak mogelijk die zorg uit te breiden om ruimte te creëren voor rust en heroriëntatie. Soms is acuut hulp organiseren moeilijk. Dan rest opname, hetzij in een hospice, in een verpleeg- of verzorgingshuis of in een ziekenhuis. Het laten opnemen van de patiënt leidt achteraf vaak tot schuldgevoelens en extra verdriet bij de nabestaanden. Het duidelijk vastleggen van de wens van de patiënt betreffende de plaats van sterven bevordert het realiseren van die wens.[19] Door te anticiperen, veel uit te leggen aan de mantelzorg en regelmatig te overleggen met de thuiszorg kunnen dergelijke opnames mogelijk worden voorkomen.

9.7.2   Avond- nacht- en weekenddienst, in het bijzonder feestdagen

In de palliatieve fase van een ziekte kan van het ene op het andere moment een heftige verandering in de symptomatologic optreden (bijv. door een bloeding in de tumor of door het ontstaan van een delier). Daardoor kan de situatie ineens onhoudbaar worden, terwijl alles goed leek te lopen. Vaak is de eigen huisarts beschikbaar. Ook telefonische bereikbaarheid van de eigen huisarts kan voldoende zijn. Soms komt er een (nog onervaren) arts van de huisartsenpost, die de patiënt en de situatie niet kent en die moet werken onder de tijdsdruk van een spoedvoorziening. Als er bovendien sprake is van een ingewikkeld proces met moeilijk te controleren symptomatologie, dan kan een opname onvermijdelijk zijn.

Een tijdige schriftelijke overdracht van de eigen huisarts zowel naar de spoedpost als bij de patiënt thuis kan de beoordeling door een waarnemer vergemakkelijken. Een actueel overzicht van de medicatie is noodzakelijk.

9.7.3   De laatste 48 uur

De hoop van de patiënt en de mantelzorger wordt telkens bijgesteld. Op het laatst is er geen hoop meer op zaken rond het leven, alleen nog hoop op een goede dood. In

Tabel 9.3 Toediening via mucosa (wang, sublinguaal, neus).

middel	indicatie	toedieningsvorm(en)	bijzonderheden
morfine	pijn	druppels 1 mg/dr of eenmalige dosering in plastic verpakt	o.a. bij ouderen zelfredzaamheid
fentanyl	doorbraakpijn	sublinguaal, neusspray	snelle werking
haloperidol	misselijkheid, delier	druppels	
clonazepam	epilepsie, slapen spierkramp	druppels	langere werking
midazolam	spierkramp, sedatie epilepsie	neusspray, ampul als druppelvloeistof	korte werking
nitroglycerine	kramp anus, hik, hart	sublinguaal tablet	korte werking

het eindstadium van de ziekte wordt de patiënt bedlegerig, hij eet niet meer, drinkt nog maar heel weinig en wordt wat suffer. Het wegslikken van medicijnen lukt niet meer.

Dit is opnieuw een moment om te overwegen medicatie te stoppen. Een deel van de medicatie kan via het slijmvlies van wang of neus worden toegediend (Tabel 9.3).

Dit is ook het moment waarop, indien gewenst, het instrument 'Zorgpad stervensfase' kan worden ingezet. Daarbij worden gedurende de laatste dagen symptomen, verzorgingsaspecten en communicatie tussen mantelzorg, thuiszorg en huisarts goed gedocumenteerd en overbodige (be)handelingen gestopt. Dit hulpmiddel heeft zijn nut bewezen. Het staat op dit moment in Engeland echter ter discussie vanwege het onterecht nalaten van bepaalde behandelingen.[20,21,22]

Voor de behandeling in de laatste fase is het van belang dat de huisarts zowel in de eigen praktijk als tijdens een dienst voor de huisartsenpost ampullen van de volgende middelen tot zijn beschikking heeft: morfine, haloperidol, metoclopramide, midazolam, levomepromazine en dexamethason. Hiermee kunnen via de subcutane toedieningsweg de meest voorkomende problemen voorlopig worden opgelost hetzij door eenmalig subcutaan te spuiten hetzij door een subcutaan naaldje te plaatsen. Voor een korte periode (12-24 uur) kan medicatie achtergelaten worden om door de verpleging te laten toedienen.

9.7.4 Het stervensproces

Door de verstoring van het functioneren van de vitale functies van één systeem, ontstaat een domino-effect en uiteindelijk een falen van alle systemen, soms langzaam, soms toch nog snel. Vlak voor het sterven wordt de neuspunt koud, gaat de patiënt soms (sterk) zweten en treedt verandering op aan de huid van de voeten en benen (marmeren).

Het gehoor blijft vaak lang intact evenals de tast. Dus vertrouwde stemmen aan het bed die een wang of hand strelen kunnen veel rust geven. Een dalende saturatie, een oplopende pols, verminderen van de polsdruk en dalende urineproductie laten zien dat het sterven nabij is.

Het reutelen van de ademhaling, waarbij wat los slijm hoorbaar aanwezig is in de luchtweg, kan vaak verminderd worden door de luchtweg voldoende vrij te leggen (zoals bij stabiele zijligging). Het geven van medicijnen hiervoor is dan meestal niet nodig.

Sommige mantelzorgers zijn bang om op het moment van sterven alleen te zijn met de patiënt. Meestal kan hiervoor een oplossing gevonden worden.

Na het overlijden moet de patiënt netjes worden neergelegd door de huisarts en moeten de papieren in orde worden gemaakt. Vaak informeert de huisarts de begrafenisondernemer, die de verdere begeleiding voor een deel overneemt. De familie zal ook ingelicht moeten worden.

De mantelzorger moet direct na het overlijden over veel zaken beslissingen nemen, zoals thuis opbaren of in het rouwcentrum. Soms heeft de overledene in de palliatieve fase alles geregeld en dat geeft rust.

Het overlijden van een patiënt kan ook bij de huisarts persoonlijk emoties oproepen. Hij zal deze moeten delen met de praktijkmedewerkers (kennen de patiënt vaak ook) en zijn partner/vrienden (kent hem persoonlijk, begrijpt achtergronden van de reactie). Het delen van ervaringen is ook mogelijk in bijvoorbeeld een intervisiegroep, waar de persoonlijke aspecten van het functioneren van de arts aan de orde kunnen komen.

De huisarts dient de betrokken specialist-(en) in te lichten over het overlijden van patiënt, hetzij schriftelijk hetzij telefonisch.

9.8 Begeleiding bij rouwverwerking

Na een intensieve palliatieve fase met grote betrokkenheid van de huisarts, die het intieme proces van afscheid ondersteunde, komt een fase van wat meer afstand tijdens de rouwbegeleiding van de mantelzorgers. Een door huisartsen veel gehanteerd schema voor rouwbegeleiding is het 1+2+6 weken schema (dus een contact met de nabestaande na één week, na twee weken en na zes weken) en een contact een jaar later. Hier geldt eveneens dat de huisarts afstemt op de persoonlijke situatie van de nabestaande. Het gaat erom dat verstoorde rouwverwerking gesignaleerd wordt en begeleid kan worden.

Ook jaren later kan het terugkijken als huisarts samen met de mantelzorger prettig zijn en steun geven aan de betrokkene; de dokter heeft immers de situatie en de overledene gekend.

Voor de huisarts (en thuiszorg) kan het nuttig zijn het proces van zorg in een bespreking te evalueren, eventueel met een evaluatie op papier door de mantelzorg of gewoon als collega's onder elkaar. Door reflectie op het handelen komen knelpunten en verbeterpunten aan het licht.

9.9   Tot slot

Het begeleiden van patiënten in de palliatieve en terminale fase in de thuissituatie is een proces dat bij de huisartsgeneeskunde hoort. Het kan de huisarts veel voldoening geven, mits hij over voldoende kennis, communicatieve vaardigheden en consultatiemogelijkheden beschikt. De palliatieve geneeskunde en de mogelijkheden in de levenseindezorg thuis ontwikkelen zich in een snel tempo. Daarom is regelmatig terugkerende deskundigheidsbevordering op dit gebied voor de huisarts noodzakelijk.

Met dank aan Betty Meyboom-de Jong, Crista Rolf, Herman Gerritsen en Susanne Claessen s.s.t.t. voor hun waardevolle commentaar bij het reviseren van dit hoofdstuk.

Literatuur

1. Akker P van den, Luijkx K. Waar wilt u doodgaan? Keuzen en overwegingen. Tilburg: IVA, 2005.
2. Gomes B, Calanzani N, Gysels M, Hall S, Higginson I. Heterogeneity and changes in preferences for dying at home: a systematic review. BMC Palliat Care 2013 Feb 15;12(1):7.
3. Brogaard T, Neergaard MA, Sokolowski I, Olesen F, Jensen AB. Congruence between preferred and actual place of care and death among Danish cancer patients. Palliat Med 2013;27:155–64.
4. Abarshi E, Echteld M, Donker G, Block L van den, Onwuteaka-Philipsen B, Deliens L. Discussing end-of-life issues in the last months of life: a nationwide study among general practitioners. J Palliat Med 2011;14(3):323-30.
5. Schweitzer B. Palliatieve zorg deel 1. Bijblijven 2013;7:23–9.
6. Woodruff R. Palliative medicine: evidence-based symptomatic and supportive care for patients with advanced disease. 9th ed. Melbourne: Oxford University Press, 2009:26–7.
7. Glare P, Virik K, Jones M, Hudson M, Eychmuller S, Simes J, Christakis M. A systematic review of physicians survival predictions in terminally ill cancer patients. BMJ 2003;327:195–8.
8. Claessen SJ, Francke AL, Echteld MA, Schweitzer BP, Donker GA, Deliens L. GP's recognition of death in the forseeable future and diagnosis of a fatal condition: a national survey. BMC Fam Pract 2013 Jul 22;14:104.
9. Thomas K. Care for the dying at home. Berkeley, Ca: University of California Press, 2004:32–7.
10. www.umcutrecht.nl/NR/rdonlyres/744277DB-6747-44FD-AAA7-3EBF510944BC/25146/ UtrechtSymptoomDagboek1.pdf. Geraadpleegd op 6 januari 2014.
11. Leget C. Palliatieve zorg deel 1. Bijblijven 2013;7:45–51.
12. http://knmg.artsennet.nl/Publicaties/KNMGpublicatie/Handreiking-Tijdig-spreken-over-het-levenseinde-2012.htm. Geraadpleegd op 9 november 2013.
13. Dees MK, Vernooij-Dasen MJ, Dekkrs WJ, Elwyn G, VissersKC, Weel C van. Perspectives of decision-making in requests for euthanasia: A qualitative research among patients, relatives and treating physicians in the Netherlands. Palliat Med 2013;1:27–37.
14. www.zonmw.nl/nl/projecten/project-detail/einde-leven-beslissingen-besproken-een-onderzoek-naar-de-kennis-opvattingen-en-voorkeuren-van-burg/voortgang/. Geraadpleegd op 9 november 2013.
15. www.pallialine.nl/. Geraadpleegd op 2 januari 2014.
16. Twycross R, Wilcock A. Palliative care fomulary. 4th ed www.palliativedrugs.com/.
17. Heest FB van, Finlay IG, Otter R, Meyboom-de Jong B. Huisarts-consulenten palliatieve zorg bieden telefonische ondersteuning aan collega-huisartsen. Verslag van het Groningse consultatieproject (2000-2003). Huisarts Wet 2008;7:325–30.

18. Heest FB van, Finlay IG, Ven I van der, Otter R, Meyboom-de Jong B. Dutch GPs get 24-hour telephone advice on how to treat nausea and vomiting. EJPC 2008;15(6):294-8.
19. Abarshi E, Onwuteaka-Philipsen B, Donker G, Echteld M, Broek L van den, Deliens L. General practitioner awareness of preferred place of death and correlates of dying in a preferred place: a nationwide mortality follow-back study in the Netherlands. J Pain Symptom Manage 2009 Oct;38(4):568-77.
20. Verbeek L, Zuylen L van, Swart SJ, et al. The effect of the Liverpool Care Pathway for the dying: a multicentre study. Palliat Med 2008;22:145–51.
21. Costantini M, Romoli V, Di Leo S, Beccaro M, Bono L, Pilastri P, et al. Liverpool Care Pathway for patients with cancer in hospital: a cluster randomised trial. Lancet 16 Oct 2013 (doi:10.1016/S2213-2600(13)70192-9).
22. Knights D, Wood D, Barclay S. The Liverpool Care Pathway for the dying: what went wrong? Br J Gen Pract 2013 Oct;63(615): 509-10.

Hoofdstuk 10
Begeleiding door de huisarts van patiënten met een ileus in de laatste levensfase

Bernardina S. Wanrooij

Samenvatting Een ileus bij een patiënt met kanker is een ernstig ziektebeeld dat gepaard gaat met een slechte kwaliteit van leven. De begeleiding van deze patiënten vindt in eerste instantie bijna altijd in het ziekenhuis plaats. In dit hoofdstuk wordt ingegaan op de mogelijkheden die er zijn om patiënten met een ileus te begeleiden, in het ziekenhuis en in de thuissituatie. Hierbij worden oorzakelijke, medicamenteuze en niet-medicamenteuze interventies belicht. Er wordt uitgebreider ingegaan op het gebruik van octreotide bij een ileus.

10.1 Inleiding

Veel huisartsen in Nederland hebben zich de afgelopen vijftien jaar verdiept in palliatieve zorg. Hierdoor kunnen ze goede zorg bieden aan hun patiënten in de palliatieve fase van een ziekte. Sommige complicaties die bij deze patiëntengroep optreden, zal een huisarts niet zo vaak op zijn pad tegenkomen, zoals een ileus ten gevolge van een maligniteit. De klachten die ontstaan door de ileus, zoals misselijkheid, braken en buikpijn, maar ook het onvermogen om te eten en te drinken, hebben een grote impact op de kwaliteit van leven. Nogal eens lijkt dit een uitzichtloze situatie die met veel lijden gepaard zal gaan, zeker als het gaat om patiënten met een korte levensverwachting. Toch is ook voor deze groep nog veel mogelijk om de kwaliteit van leven en sterven te verbeteren. Patiënten met een ileus komen aanvankelijk meestal in het ziekenhuis terecht. Bij patiënten die nog in een goede conditie zijn, kan een interventie de ileus soms opheffen, maar later in het ziekteproces, en zeker als de patiënt sterk is achteruitgegaan, is er oorzakelijk meestal niets meer te doen. Patiënten die niet in het ziekenhuis overlijden, vallen

huisarts, consulent palliatieve zorg

B. S. Wanrooij (✉)
UMC St. Radboud, Nijmegen, The Netherlands

© 2014 Bohn Stafleu van Loghum, onderdeel van Springer Media BV
A.J. Berendsen, F.M. van Soest (Red.), *Inzichten in de palliatieve zorg*,
DOI 10.1007/978-90-368-0826-2_10

dan thuis of in een hospice weer onder de zorg van de huisarts. Met een goede aanpak kunnen bij veel patiënten de belastende symptomen goed onder controle worden gehouden en heeft de patiënt zijn laatste dagen tot weken een acceptabele kwaliteit van leven.[1,2]

10.2   Opties voor beleid

Casus: Mevrouw T.

Mevrouw T. is 54 jaar, getrouwd en heeft drie dochters. De jongste is 21 jaar. Zes jaar geleden is bij mevrouw de diagnose cervixcarcinoom vastgesteld. Zij is geopereerd en daarna kreeg zij chemoradiatie in verband met lymfkliermetastasen. In de tijd na deze behandeling heeft u, als haar huisarts, mevrouw heel weinig gezien. Na een ziektevrije periode van vijf jaar kreeg zij pijn in de onderbuik. Dit bleek veroorzaakt door een recidief. Daarbij had zij beiderzijds een hydronefrose en ascites. Zij kreeg nefrodrains en opnieuw zes kuren chemotherapie. U bezocht mevrouw in die tijd enkele malen thuis. Zij wist dat deze behandeling geen kans op genezing gaf, maar hoopte toch dat zij nog een tijd te leven had. In deze fase besprak zij met u voor het eerst haar wens tot euthanasie. Aan het einde van de kuren bleek er al progressie van de ziekte. Tijdens een opname in verband met pijn in de buik en mictieklachten, ontstond de dag voor ontslag naar huis vrij onverwacht het beeld van een paralytische ileus. De gynaecoloog belde u om te overleggen over ontslag naar huis, en over het verdere beleid. Hij vertelde dat peritonitis carcinomatosa de meest waarschijnlijke oorzaak was van de ileus en dat opereren of stentplaatsing bij haar geen optie was.

In Figuur 10.1 is schematisch weergegeven welke wegen er mogelijk zijn als een patiënt een ileus krijgt. In grote lijnen bestaat de begeleiding uit uitgebreide gesprekken met patiënt en naasten, intensieve niet-medicamenteuze en medicamenteuze interventies, zo mogelijk oorzakelijke interventies en afstemming van de zorg met andere hulpverleners, ook om continuïteit van zorg te bieden. De beschreven casus is een voorbeeld van dit beleid en de keuzen die er gemaakt zijn.

Bij een ileus is de passage in de dunne of dikke darm verstoord door verminderde of opgeheven motiliteit (*paralytische ileus*), door obstructie (*mechanische ileus*) of door een combinatie hiervan.[3] Een *pseudo-obstructie* ontstaat bij verminderde of opgeheven motiliteit in een deel van de darm. In ongeveer de helft van de gevallen is er een ileus in de dunne darm, in een derde van de gevallen in de dikke darm. Een ileus kan ook tegelijkertijd in de dunne en dikke darm optreden.

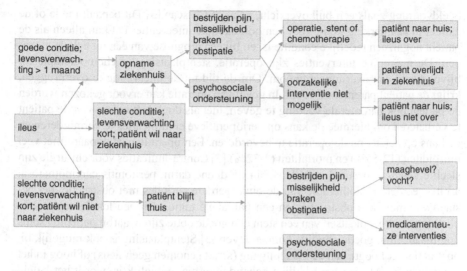

Figuur 10.1 Keuzemogelijkheden voor het beleid bij een ileus.

10.3   Voorkomen, oorzaken, onderzoek en oorzakelijke behandelmogelijkheden

Wanneer een patiënt met kanker toenemend klachten krijgt van misselijkheid, braken en buikpijn (koliekpijn en/of continue pijn), dient de huisarts erop bedacht te zijn dat zich een ileus aan het ontwikkelen is. Misselijkheid en braken komen ook voor bij hypercalciëmie en/of het gebruik van opioïden. Een ileus kan tevens acuut ontstaan. Obstipatie onderhoudt en/of verergert het beeld. Bij lichamelijk onderzoek is de buik nogal eens opgezet en kan luide peristaltiek (gootsteengeruisen) te horen zijn. Bij palpatie is de buik vaak pijnlijk. Bij rectaal toucher is de ampul leeg (wanneer er een volledige obstructie is) of juist gevuld met harde feces. De obstructie is niet altijd volledig, en kan ook wisselen. Een eenmaal ontstane ileus kan tijdelijk weer verdwijnen, zeker na adequate medicamenteuze behandeling, en dus ook de daarbij horende klachten.

De incidentie van een ileus varieert van 5% tot 51% bij patiënten met ovariumcarcinoom en 10% tot 28% bij colorectale tumoren.[4] Een ileus kan ook bij patiënten met een maag-, cervix-, pancreas- of mammacarcinoom optreden. Het beeld kan onder andere veroorzaakt worden door een peritonitis carcinomatosa, door obstructie als gevolg van een tumor uitgaande van de darmwand of door compressie van buitenaf, door gebruik van medicijnen, door fecale impactie of adhesies, maar vaak ook door combinaties hiervan.[3] De meest voorkomende oorzaak van een ileus is een peritonitis carcinomatosa, zoals het geval was bij mevrouw T.

Zoals ook in Figuur 10.1 te zien is, is het van meerdere factoren afhankelijk wat de mogelijke stappen zijn als dit beeld zich voordoet. Als een patiënt naar het ziekenhuis verwezen wordt, vindt aanvullend onderzoek plaats zoals laboratoriumonderzoek en beeldvorming zoals een buikoverzicht, echo of CT-scan.[3] Dit bepaalt mede of de patiënt in aanmerking komt voor een oorzakelijke interventie. Dit kan alleen als de patiënt nog in een redelijke conditie is, en bij een prognose van één tot enkele maanden. De mogelijke interventies zijn operatie, stentplaatsing of chemotherapie bij bijvoorbeeld een ovariumcarcinoom. Om de tijd tot de interventie te overbruggen, krijgt de patiënt parenteraal vocht. In geval van operatie kan ervoor gekozen worden de patiënt ook parenterale voeding te geven, met als doel de conditie van de patiënt te verbeteren om hiermee de kans op perioperatieve complicaties te verminderen en de kans op herstel na de operatie te bevorderen. Een operatie gaat gepaard met veel morbiditeit (12-55%) en mortaliteit (4-32%).[3] Contra-indicaties voor chirurgie zijn slechte voedingstoestand, een ileus van de dunne darm, peritonitis carcinomatosa, ascites, eerdere radiotherapie van de buik, eerdere periodes met obstructie, het bestaan van meerdere obstructies en een palpabele tumor. Bij een lokale colorectale obstructie kan het plaatsen van een stent een goede optie zijn, waarbij patiënten soms nog maanden in goede conditie kunnen leven.[5] Stentplaatsing is ook mogelijk bij obstructies ter hoogte van de maaguitgang (strikt genomen geen ileus) of hoog in het duodenum.[6] Als een oorzakelijke behandeling niet mogelijk is, wordt het beleid gecontinueerd dat al eerder is ingezet om de klachten te verlichten.

Casus: Mevrouw T. (vervolg)

De gynaecoloog vertelde dat de boodschap dat zij nu op korte termijn zou gaan overlijden, heel hard was aangekomen.

Mevrouw gaf aan dat zij nog niet toe was aan doodgaan. Zij was bijna in paniek, en vertelde dat zij nog tijd nodig had om afscheid te nemen van haar naasten en om een en ander te regelen. Zij wil pertinent geen maaghevel met behulp van een neussonde om te proberen de klachten direct te verminderen.

Bij ontslag zijn misselijkheid en braken vrij goed onder controle met metoclopramide, corticosteroïden en octreotide, de pijn met fentanyl en de obstipatie met klysma's. Er wordt besloten haar met een vochtinfuus naar huis te laten gaan. Mevrouw dringt hier erg op aan, omdat zij het idee heeft dat zij geen tijd van leven meer heeft wanneer zij dit niet heeft. Vanuit het ziekenhuis wordt ondersteuning aangeboden door het palliatief team.

10.3.1   De symptomatische aanpak van een ileus

De hierna beschreven aanpak heeft tot doel de kwaliteit van leven te verbeteren en is erop gericht de misselijkheid en het braken, de pijn en de obstipatie te behandelen.[2,3,7] Hierbij dient er rekening mee te worden gehouden dat medicatie via de orale route niet mogelijk is. De behandeling van een van de klachten kan positieve invloed hebben op de andere klachten; opheffen van de obstipatie kan de pijn doen afnemen en soms ook de misselijkheid. Een krachtige medicamenteuze aanpak kan in een groot aantal gevallen de symptomen als gevolg van de ileus verlichten, waardoor de kwaliteit van leven sterk kan verbeteren.[8]

1. *Pijn.* De pijn die patiënten aangeven, bestaat uit een continue pijn, en/of koliekpijn ten gevolge van gestoorde darmpassage. Opioïden helpen tegen de continue pijn. Vaak gebruiken deze patiënten al orale opioïden. Deze worden dan vervangen door transdermale of al dan niet continue subcutane toediening. Voor de koliekpijn wordt scopolaminebutyl 3-5 dd 10-20 mg als zetpil of subcutaan (als injectie of continue toediening) in een dosering van 40-120 mg/24 uur gegeven.

2. *Misselijkheid en braken.* Een eerste stap bij de behandeling van misselijkheid en braken is metoclopramide per zetpil in een dosering van 3-4 maal daags 20 tot 40 mg (= 2 zetpillen). Metoclopramide wordt nogal eens te laag gedoseerd. Een zetpil van 20 mg komt overeen met een tablet van 10 mg. In plaats van metoclopramide kan ook domperidon gegeven worden. Als er sprake is van pijn ten gevolge van een volledige obstructie, is haldol 5 mg eerste keus, omdat metoclopramide ook een prokinetisch effect heeft op de maag. Dit bevordert dan de maagontlediging bij een niet-functionerende darm, waardoor de pijnklachten kunnen toenemen. Bij het gebruik van anticholinergica als scopolaminebutyl tegen koliekpijn is metoclopramide gecontraïndiceerd, omdat scopolaminebutyl het prokinetisch effect van metoclopramide tegengaat.

   In geval van acute obstructie kan overwogen worden om dexamethason 8 mg (tot 16 mg) 1 maal daags 's morgens subcutaan via een vleugelnaaldje toe te dienen. [3,4] Men veronderstelt dat dit oedeem en ontsteking van de darmen vermindert en de hoeveelheid vocht in de darmen doet afnemen. Dexamethason is ook de tweede stap in de behandeling van misselijkheid en braken. Het streven moet zijn de dexamethason na een dag of vijf af te bouwen tot de laagst werkzame dosis. Dit kan in stappen van 2 mg per drie dagen. Bijkomend voordeel van dexamethason kan zijn, dat de patiënt zich ook psychisch beter voelt.

   Als de patiënt erg misselijk is en veel braakt, kan een maaghevel met behulp van een neussonde in de acute fase een enorme opluchting geven, omdat de maaginhoud direct verwijderd wordt. In eerste instantie weigeren patiënten nogal eens een maaghevel, maar stemmen vaak toe wanneer de voor- en nadelen hiervan en het vervolgbeleid uitvoerig met hen zijn besproken. Een patiënt kan een percutane endoscopische gastrostomie (PEG) krijgen als hij nog tijd van leven heeft. Er is wel een risico op maag- of darmperforatie, zeker in het geval van een peritonitis carcinomatosa.

3. *Obstipatie.* Orale laxantia worden gestopt en vervangen door hoog opgaande klysma's. Bij fecale impactie en gebruik van opioïden kan de ontlasting op gang komen door middel van een eenmalige subcutane injectie met methylnaltrexon 8 of 12 mg. Dit is een selectieve opioïdreceptorantagonist, die vooral in de darmen aangrijpt en de analgetische werking van opioïden niet beïnvloedt.

10.3.2 Octreotide

Octreotide neemt een bijzondere plaats in bij de behandeling van een ileus.[9] Het is een synthetisch analogon van het natuurlijke somatostatine. Het remt onder meer de secretie van peptiden van het endocriene systeem van het maag-darmkanaal en de pancreas. Het vermindert secretie van water en zouten intracellulair en in de darmen en verhoogt de opname van water en zouten.[10] Juist deze antisecretoire werking is van nut in geval van een ileus.

Bij obstructie van de darmen, mechanisch of functioneel, neemt de hoeveelheid vocht in de darmen in korte tijd toe. De darmen gaan uitzetten wanneer de darminhoud niet doorloopt. Door de uitzetting ontstaat een groter oppervlak van de darmmucosa, die hierdoor meer vocht produceert. De darmen raken nu meer gevuld, er treedt meer uitzetting op en nog meer vochtproductie. Er ontstaat een vicieuze cirkel. Het doel van het gebruik van octreotide is het verminderen van secretie in de darmen. Hierdoor neemt de darm in omvang af en wordt de vicieuze cirkel doorbroken.

Octreotide wordt s.c. of i.v. toegediend in doseringen van $3 \times 0,1$ mg tot $3 \times 0,3$ mg per dag. De werking begint na 30 minuten en is vaak na 24 uur al merkbaar, in die zin dat de patiënt minder misselijk is en minder braakt. Octreotide wordt in de palliatieve fase goed verdragen, terwijl bijwerkingen (hoofdpijn, diarree, buikpijn, misselijkheid, obstipatie, flatulentie) zelden voorkomen. Deze worden grotendeels gemaskeerd door de symptomen die de patiënt heeft ten gevolge van de ileus.

Wanneer een patiënt langer leeft, kan een lang werkend octreotide (lanreotide 30 mg) i.m. 1 × per maand gegeven worden. Scopolaminebutyl is een alternatief voor octreotide. Het heeft eenzelfde werkingsmechanisme, maar is niet zo snel werkzaam en ook minder effectief.[11] Octreotide is duurder dan scopolaminebutyl. In instellingen kan dit bij de keuze van middelen een rol spelen.

10.3.3 Ileus en sederen

Bij sommige patiënten met een ileus lukt het niet om de misselijkheid en het braken of de pijn afdoende te behandelen. De patiënt raakt uitgeput en voelt zich daarbij steeds beroerder. Soms braakt een patiënt fecaal, wat zeer belastend is, zowel voor hemzelf als voor de naasten. Als een patiënt geen neussonde wil, is er sprake van een refractair symptoom. Deze refractaire misselijkheid en braken kunnen aanleiding zijn met elkaar te besluiten de patiënt te sederen. Wanneer de patiënt geen neussonde heeft, kan hij gaan aspireren. Het kan een vorm van goed beleid zijn om deze – voor de patiënt, voor de naasten en voor de hulpverleners zoals de verpleegkundigen –, zeer belastende situatie te voorkomen door, als patiënt gesedeerd is, alsnog een neussonde te plaatsen.

Casus: Mevrouw T. (vervolg)

U bezoekt mevrouw de dag nadat zij uit het ziekenhuis is ontslagen. U hebt tevoren uitgebreid overlegd met de thuiszorg, waarbij de dagelijkse zorg en ook de organisatie rondom het infuus goed geregeld zijn. Mevrouw is bij thuiskomst redelijk comfortabel. Zij heeft een i.v. infuus en gebruikt als pijnmedicatie fentanyl transdermaal 50 mcg/u met fentanyl neusspray 100 mcg als 'zo nodig' medicatie. Metoclopramide (4 dd 20 mg) krijgt zij, net als de octreotide (3 dd 0,1 mg) en de dexamethason (1 dd 8 mg) per infuus toegediend.

10.3.4   Toediening van parenteraal vocht

Als een patiënt is opgenomen met een ileus, zeker als er sprake is van vochttekort, krijgt hij parenteraal vocht toegediend, totdat het verdere beleid is vastgesteld. Wanneer het mogelijk is de patiënt te opereren, krijgt hij vaak ook parenterale voeding. Als er alleen nog symptomatische opties zijn, wordt meestal afgezien van parenterale vochttoediening of wordt de al gestarte toediening gestaakt. In nauw overleg met patiënt en naasten kan besloten worden de vochttoediening, meestal in de vorm van een i.v. infuus van 1-1,5 liter NaCl 0,9% per dag, te continueren.[2] In het geval van mevrouw T. was daartoe besloten toen zij bijna in paniek raakte van het idee dat zij op heel korte termijn zou overlijden.

Toediening van vocht kan problemen opleveren zoals (toename van) misselijkheid en braken, maar ook benauwdheid, oedeem en/of ascites. De huisarts stelt het nut, of zelfs de schade van het toedienen van vocht, regelmatig aan de orde bij het begeleiden van de patiënt thuis, en zal in gezamenlijkheid met patiënt en naasten besluiten dit op een bepaald moment te stoppen.

Casus: Mevrouw T. (vervolg)

U bezoekt mevrouw driemaal per week. U voert daarbij regelmatig gesprekken met haar, haar man en de dochters. Zij is erg blij dat zij thuis is, en langzamerhand gaat zij accepteren dat het einde nu nabij is. U overlegt een keer met het palliatief team van het ziekenhuis over het beleid. Het infuus sneuvelt, wordt een keer opnieuw geplaatst, maar als het dan na een paar dagen weer niet goed loopt, geeft mevrouw zelf aan dat zij er verder van afziet. Zij is dan twee weken thuis. De toediening van de octreotide wordt gecontinueerd door middel van een subcutaan naaldje, net als de dexamethason. Metoclopramide krijgt zij zo nodig. Zij drinkt ongeveer één liter per dag, terwijl zij nauwelijks misselijk is of braakt. De darmen zijn weer wat op gang gekomen, en af en toe heeft zij wat ontlasting. Wel heeft zij daarbij soms diarree. Een urine-weginfectie behandelt u met augmentin. De continue pijn in de buik neemt langzamerhand toe, maar reageert wel goed op een ophoging van de fentanyl-pleister. Zij gaat in de loop van de weken hard achteruit, waarbij de vermoeid-heid haar de meeste hinder geeft. Regelmatig stelt zij tijdens deze visites haar eerdere vraag over euthanasie aan de orde. Op een gegeven moment is voor haar gevoel het afscheidsproces afgerond, het is goed zo. Bovendien voelt zij zich steeds slechter. Zij vraagt u dan de euthanasie uit te voeren, waar u mee instemt. Uiteindelijk overlijdt zij vijf weken na haar ontslag uit het ziekenhuis.

10.3.5 Psychosociale ondersteuning

Als een patiënt met kanker een ileus krijgt, staat zijn wereld op zijn kop. Hij is doodziek, kan niet meer eten of drinken, er is een grote kans dat hij wordt opge-nomen in het ziekenhuis en er moeten belangrijke beslissingen genomen worden over het vervolgtraject. Hierbij komen vragen naar voren als: hoe ver is mijn ziekte gevorderd; welke kansen heb ik nog; en ook, is het sterven nu heel nabij? Voor een groot deel van de patiënten betekent dit inderdaad dat er sprake is van een recidief of progressie van de ziekte. Slecht nieuws dus, dat een enorme disbalans kan veroorzaken in het leven van de patiënt en niet te vergeten de naasten. Alleen als de patiënt door de interventies weer meer comfortabel is, zal er ruimte zijn om te praten over deze vragen, over een dergelijk omslagmoment in de ziekte en over de naderende dood. Medische specialisten hebben een verantwoordelijkheid deze aspecten aan de orde te stellen en andere hulpverleners als maatschappelijk werker, psycholoog en/of geestelijk verzorger in te schakelen om de patiënt en naasten zo goed mogelijk te begeleiden. Overleg met de huisarts bevordert de continuïteit van zorg, ook waar het deze psychosociale begeleiding betreft. Ook in de thuissituatie kunnen andere hulpverleners bijdragen aan een zo goed mogelijke afronding van het leven en aan de verwerking van het verlies.

10.4 Conclusie

Een ileus die optreedt bij een palliatieve patiënt met kanker is een ernstig ziekte-beeld met veel gevolgen voor de kwaliteit van leven. Wanneer een ileus optreedt, is het van belang dat er een optimaal beleid wordt gevoerd, afgestemd op de situatie en wensen van de patiënt en op de mogelijkheden die er zijn om deze kwaliteit van leven te verbeteren. Voor de huisarts betekent dit dat hij goed op de hoogte moet zijn van de indicaties voor verwijzing en de mogelijkheden die er zijn om de symptomen krachtig te behandelen met de daartoe beschikbare middelen. Een situatie kan soms uitzichtloos lijken, maar met een juiste aanpak kunnen patiënten soms weken tot maanden leven. Zij kunnen dan met een beperkt aantal klachten afscheid nemen van het leven en van hun naasten.

Literatuur

1. Porzio G, Aielli F, Verna L, Galletti B, Shoja e Ravazi G, Ficorella C. Can malignant bowel obstruction in advanced cancer patients be treated at home? Support Care Cancer 2011;19:431–3.
2. Soriano A, Davis MP. Malignant bowel obstruction: individualized treatment near the end of life. Ceveland Clin J Med 2011;78:197–206.
3. Graeff A de, Hesselmann GM. Richtlijn ileus. In Graeff A de, Bommel JMP van, Deijck RHPD van, Eynden BRLC van den, Krol RJA, Oldenmenger WH, Vollaard EJ (red). Palliatieve zorg: richtlijnen voor de praktijk. Heerenveen: Jongbloed bv, december 2010:377–92 (www.pallialine.nl).
4. Dolan EA. Malignant bowel obstruction: a review of current treatment strategies. Am J Hosp Palliat Care. 2011;28:576.
5. Bosker RJ, Eddes EH, Jaspers MM, et al. Zelfexpanderende stent bij obstruerend colorectaal carcinoom als palliatie of als overbrugging naar electieve chirurgie. Ned Tijdschr Geneeskd 2005;149:1159–643.
6. Jeurnink SM, Steyerberg EW, Eijck CHJ van, Kuipers EJ, Siersema PD. Gastrojejunostomie versus endoscopische stentplaatsing als palliatieve behandeling bij een maligne vernauwing van het duodenum: overzicht van voor- en nadelen op basis van een litcratuurstudie. Ned Tijdschr Geneeskd 2007;151:536–42.
7. Mercadante S, Casuccio A, Mangione S. Medical treatment for inoperable malignant bowel obstruction: a qualitative systematic review. J Pain Sympt Managem 2007;33:217–23.
8. Mercadante S, Ferrera P, Villari P, et al. Aggressive pharmacological treatment for reversing malignant bowel obstruction. J Pain Symptom Managem. 2004;28:412–6.
9. Ripamonti C, Mercadante S. How to use octreotide for malignant bowel obstruction. J Support Oncol 2004;2:357–64.
10. Farmacotherapeutisch kompas. Diemen: College voor Zorgverzekeringen.
11. Mercadente S, Ripamonti C, Casuccio A, Zecca E, Groff L. Comparison of octreotide and hyoscinebutylbromide in controlling gastrointestinal symptoms due to malignant inoperable bowel obstruction. Sup Care Cancer 2000;8:188–91.

Hoofdstuk 11
Opioïdgeïnduceerde hyperalgesie in de palliatieve zorg

Kees (T.C.) Besse en Kris (K.C.P.) Vissers

Samenvatting In dit hoofdstuk wordt de situatie beschreven waarin ten gevolge van het geven van opioïden pijnklachten toe- in plaats van afnemen. Hoewel dit negatieve effect van opioïden al in de negentiende eeuw bekend was, zijn de oorzaken hiervan pas de afgelopen decennia duidelijk geworden. Het toedienen van opioïden kan leiden tot een zodanige verandering in de pijnregistrerende en -regulerende systemen in het perifere en centrale zenuwstelsel dat er geen remming meer optreedt van nociceptieve input, maar dat de patiënt een steeds verder escalerende pijn ervaart. Het preklinisch en klinisch onderzoek aangaande de oorzaken van het optreden van deze ernstige bijwerking van opioïden worden uitgelegd. De verschillende farmacologische mechanismen die mede verantwoordelijk zijn voor het ontstaan van hyperalgesie worden verklaard, te weten de rol van de N-methyl-D-aspartaat receptor en dynorfine. Uitgaande van deze oorzaken van hyperalgesie, worden de vereiste aanpassingen van het analgetisch beleid beschreven, waarin methadon en buprenorfine een voorname rol vervullen.

11.1 Inleiding

Pijn bij patiënten met kanker is een veelvoorkomend symptoom,[1] dat door diverse oorzaken nog frequent onvoldoende wordt behandeld.[2] Gezien de toenemende prevalentie van kanker bij een vergrijzende bevolking, zal ook de vraag naar adequate pijnbehandeling bij deze patiëntencategorie toenemen. De belangrijkste analgetica bij de behandeling van pijn bij patiënten met kanker zijn de opioïden. De analgetische werking van de opioïden heeft onder andere plaats door binding aan de mu-opioïdreceptoren in het centraal zenuwstelsel. Ook in door ontstekingsreacties veroorzaakte pijnlijke zones kunnen veel mu-opioïdreceptoren gebracht worden, onder andere door witte bloedcellen.

---

anesthesioloog-pijnspecialist, FIPP

K. (T.C.) Besse (✉) · K. (K.C.P.) Vissers
Afdeling Pijn en Palliatieve geneeskunde, Radboudumc, Nijmegen, The Netherlands

© 2014 Bohn Stafleu van Loghum, onderdeel van Springer Media BV
A.J. Berendsen, F.M. van Soest (Red.), *Inzichten in de palliatieve zorg,*
DOI 10.1007/978-90-368-0826-2_11

Een beperkende factor bij het doseren van deze opioïden is het optreden van bijwerkingen die voor de patiënt in meer of mindere mate de kwaliteit van leven negatief beïnvloeden. De meest voorkomende bijwerkingen zijn obstipatie, droge mond, sufheid, hallucinaties, misselijkheid, braken, transpireren en myoclonieën. [3] Een al in de negentiende eeuw beschreven bijwerking van opioïden, het toenemen van pijn,[4] wordt in de literatuur regelmatig vermeld, zonder dat duidelijk is in welke frequentie deze bijwerking optreedt en hoe deze wordt veroorzaakt.[5,6] In deze situatie kan een bepaalde pijnprikkel sterker worden ervaren dan normaal het geval is, we noemen dat hyperalgesie. Ook kan een in wezen niet-pijnlijke prikkel als pijnlijk worden ervaren, gedefinieerd als allodynie. Het herkennen van het ontstaan van overgevoeligheid na de toediening van opioïden is bijzonder lastig, aangezien pijntoename normaliter wordt behandeld met een verhogen van de dosis van een opioïd, terwijl dat in deze situatie leidt tot een verdere toename van de pijn. Daarom moet de dosis van de opioïden worden verlaagd en moet er eventueel een opioïdrotatie plaatsvinden. Dit houdt in, dat een ander middel uit dezelfde groep van de opioïden wordt voorgeschreven ter vervanging van het oorspronkelijke opioïd.

De mogelijke oorzaken van deze opioïdgeïnduceerde hyperalgesie, de klinische manifestatie en de behandeling worden hierna beschreven.

11.2   Onderzoek betreffende opioïdgeïnduceerde hyperalgesie

Bij proefdieren is het optreden van opioïdgeïnduceerde hyperalgesie uitvoerig aangetoond. Na intrathecale toediening van morfine aan ratten gedurende een week, bleek er een aanzienlijke verlaging van de pijndrempel op te treden, die nog enige dagen na staken van de morfinetoediening aanhield.[7] Een dergelijk effect trad ook op na subcutane fentanyltoediening bij ratten. Toediening van ketamine verhinderde deze pijndrempelverlaging, wat wijst op de betrokkenheid van de N-methyl-D-aspartaat (NMDA-)receptor bij het optreden van hyperalgesie.[8] Hoewel er bij proefdieren dus een duidelijke opioïdgeïnduceerde hyperalgesie gevonden wordt, is het de vraag of deze situatie zonder meer naar de klinische praktijk kan worden vertaald. Deze proefdieren hadden immers geen pre-existente pijn, terwijl opioïden in de humane geneeskunde alleen gegeven worden aan patiënten met pijn bij wie er al een adaptatie van het pijnsysteem in het centraal zenuwstelsel kan hebben plaatsgevonden.

De eerste onderzoeken bij mensen naar opioïdgeïnduceerde hyperalgesie werden gedaan bij verslaafden aan opioïden. Bij hen werd gevonden dat zij gevoeliger zijn voor door koude opgewekte pijn dan gezonde vrijwilligers, hetgeen zou kunnen wijzen op opioïdgeïnduceerde hyperalgesie.[9]

Bij een prospectieve studie van een kleine groep patiënten met chronische lage rugpijn die werd behandeld met oraal morfine bleek er na vier weken een duidelijke hyperalgesie op te treden bij het toedienen van een koudeprikkel, maar niet bij een warmteprikkel. De desbetreffende pijndrempels werden voor, tijdens en na afloop van de studie bepaald.[10] Een dergelijke uitkomst bleek ook te bestaan in een onderzoek bij 40 patiënten, waarbij een vergelijking werd gemaakt tussen patiënten die met opioïden werden behandeld wegens chronische pijn of verslaving en een opioïd-naïeve controlegroep.[11]

Uit een evidence-based review van onderzoek bij mensen blijkt, dat er bewijs is voor het bestaan van opioïdgeïnduceerde hyperalgesie. In de onderzoeken werden de pijndrempels van gezonde vrijwilligers getest met kortdurende intraveneuze toediening van opioïden. Er is echter te weinig bewijs om het bestaan van opioïdgeïnduceerde hyperalgesie in de klinische situatie te bevestigen dan wel te verwerpen.[12]

11.2.1   Pathofysiologie

Een nociceptieve prikkel wordt pas als 'pijn' ervaren, wanneer deze in de hersenschors aankomt. Er vinden in het centraal zenuwstelsel van ruggenmerg tot hersenschors op veel plaatsen modificaties van een nociceptieve impuls plaats onder invloed van diverse neurotransmitters, waaronder endorfines (lichaamseigen opioïden). Er kan vanuit de hersenen een remming c.q. blokkering, maar ook faciliteering plaatsvinden van de nociceptieve input op ruggenmergniveau door afdalende inhiberende en faciliterende banen. Veranderingen in de modificatie van de inkomende nociceptieve prikkel en veranderingen in de pijnremmende c.q. faciliterende afdalende baansystemen spelen een rol bij het optreden van opioïdgeïnduceerde hyperalgesie.

Een aantal specifieke neurofysiologische processen kunnen daarvoor verantwoordelijk zijn:

1. activatie van de N-metyl-D-aspartaat (NMDA-) receptor, die leidt tot disbalans tussen inhibitoire en excitatoire neuronen, met als gevolg abnormale zenuwactiviteit (hyperalgesie) en het optreden van tolerantie. Toediening van ketamine, een NMDA-receptor antagonist, voorkomt de op deze wijze optredende hyperalgesie;[13]
2. verhoogde activiteit van cholecystokinine in de rostro-ventromediale medulla, leidend tot een verhoogde spiegel van spinaal dynorfine, dat de pijnprikkel op ruggenmergniveau versterkt;[14]
3. activatie van afdalende pijnfaciliterende banen in het centraal zenuwstelsel, die de nociceptieve input versterken. Het aanbrengen van een laesie in de dorsolaterale funiculus verhindert deze facilitatie.[15]

Andere neurotransmitters in het ruggenmerg en de hersenen die betrokken zijn bij het zeer gecompliceerde proces van de voortgeleiding en blokkering van een nociceptieve prikkel spelen waarschijnlijk ook een rol, bijvoorbeeld genetische factoren.

De genoemde specifieke oorzakelijke factoren bij het optreden van hyperalgesie spelen ook een rol bij het ontstaan van neuropathische pijn zonder tussenkomst van opioïden. Neuropathische pijn treedt op als gevolg van een beschadiging van het sensorische deel van het perifere of centrale zenuwstelsel. Deze vorm van pijn gaat altijd gepaard met sensibiliteitsstoornissen zoals hyperalgesie en allodynie. In de klinische situatie kan het daarom lastig zijn een goed onderscheid te maken tussen het bestaan van opioïdgeïnduceerde hyperalgesie en het aanwezig zijn van neuropathische pijn, terwijl dat voor de behandeling van groot belang is. In de volgende paragraaf wordt op dit onderscheid verder ingegaan.

11.3   Klinische manifestatie

Bij het voorschrijven van opioïden dient rekening te worden gehouden met het mogelijk optreden van tolerantie, sensitisatie en onttrekkingsverschijnselen.

Onder *tolerantie* verstaan we het in toenemende mate afnemen van het effect van een medicament, aanleiding gevend tot een verhoging van de dosering om voldoende effect te bereiken. Bij opioïden kan tolerantie optreden voor het pijnverminderende effect, maar ook voor de bijwerkingen zoals sedatie, misselijkheid en braken.

Sensitisatie bij pijn houdt in, dat een patiënt eerder pijn ervaart bij een bepaalde pijnlijke stimulus dan voordien het geval was (hyperalgesie), terwijl ook een normaliter niet-pijnlijke stimulus als pijnlijk kan worden ervaren (allodynie). Sensitisatie wordt gezien bij een perifere zenuwbeschadiging als manifestatie van neuropathische pijn (primaire sensitisatie), maar kan ook optreden door veranderingen in de verwerking van een nociceptieve stimulus in het centraal zenuwstelsel (secundaire sensitisatie). Opioïdgeïnduceerde hyperalgesie is een vorm van secundaire sensitisatie. In tegenstelling tot de situatie bij tolerantie, kan pijntoename in deze omstandigheden niet worden behandeld met een dosisverhoging van het opioïd, want een dosisverhoging leidt tot toename van pijn en hyperalgesie. Juist een dosisverlaging van het opioïd leidt in dat geval tot pijnvermindering.

Onttrekkingsverschijnselen bij het gebruik van opioïden treden op bij plotseling staken, bij een aanzienlijke dosisreductie, maar ook door verminderde resorptie door gastro-intestinale veranderingen als gevolg van ziekteprocessen. Hierbij kunnen ook hyperalgesie en allodynie optreden. Het weer opstarten van opioïden dan wel dosisverhoging of het kiezen van een andere toedieningsweg leidt tot verdwijnen van deze symptomen, dit in tegenstelling tot de situatie bij door de opioïden geïnduceerde hyperalgesie en allodynie.[16]

De klinische manifestaties van tolerantie, sensitisatie en onttrekkingsverschijnselen kunnen dus sterk op elkaar lijkende symptomen geven. Gezien het belangrijke verschil in behandeling, dient een nauwkeurige differentiatie van deze toch verschillende symptomen plaats te vinden.

Met behulp van QST-meting, Quantitative Sensory Testing, kan de gevoeligheid voor diverse pijnmodaliteiten, zoals druk, warmte, koude en elektrische prikkeling, met gestandaardiseerde meetinstrumenten worden vastgelegd. Verandering van deze gevoeligheid bij gebruik van analgetica, maar ook door andere pijnmodulerende factoren als blootstelling aan koude, kan met QST-meting worden bepaald. Dit kan een hulpmiddel zijn bij het vaststellen van sensitisatie van het perifere of centrale zenuwstelsel met als gevolg hyperalgesie.[17]

Bij het optreden van pijntoename als gevolg van tolerantie voor het pijnverminderend effect van opioïden, zal de pijn afnemen bij verhoging van de dosis van het opioïd. Bij pijntoename op basis van tolerantie wordt de opioïddosis in het algemeen met 50% verhoogd om een adequaat effect te bereiken.

11.3.1   Wanneer moet er vooral gedacht worden aan opioïdgeïnduceerde hyperalgesie?

De mogelijkheid van opioïdgeïnduceerde hyperalgesie bij patiënten met pijn en kanker in de palliatieve zorg zal vooral overwogen worden bij moeilijk behandelbare en escalerende pijnproblemen. Hierbij is vaak een aanzienlijke differentiaaldiagnostiek betreffende de oorzaak van de pijn nodig. Allereerst wordt progressie van lokale ziekte dan wel uitbreiding van metastasering onderzocht als oorzaak van de pijntoename. Met name botmetastasen geven aanleiding tot snel progressieve pijn, vooral bij bewegen, die vaak onvoldoende reageert op verhoging van de opioïddosering. Deze situatie kan lijken op het bestaan van hyperalgesie, maar treedt in feite op door onderbehandeling met opioïden.

Betrokkenheid van het perifere of centrale zenuwstelsel bij het ziekteproces door lokale ingroei of metastasering kan aanleiding geven tot het optreden van neuropathische pijn. De manifestatie hiervan kan sterk lijken op opioïdgeïnduceerde hyperalgesie en heeft voor een deel dezelfde pathofysiologische achtergrond. Neuropathische pijn houdt zich echter in het algemeen aan neuroanatomische banen, in tegenstelling tot de meer diffuse uitbreiding van pijn bij opioïdgeïnduceerde hyperalgesie. Bij neuropathische pijn is er altijd een laesie in het perifere of centrale zenuwstelsel, hetgeen bij opioïdgeïnduceerde hyperalgesie niet het geval is.

Niet somatisch bepaalde problemen met de verwerking van progressie van pijn en het ziekteproces kunnen ook aanleiding geven tot het ontstaan van een moeilijk behandelbare pijn. In deze omstandigheden kan er een snelle escalatie van pijn optreden, maar er is dan nooit sprake van hyperalgesie en allodynie.

Een duidelijke aanwijzing voor het klinisch manifesteren van opioïdgeïnduceerde hyperalgesie is pijntoename die niet vermindert door verhogen van de opioïddosis, maar juist toeneemt in intensiteit. Daarbij komt de pijn in een veel uitgebreider gebied van het lichaam voor dan voorheen, zonder verklaard te worden door ziekteprogressie. Ook is er sprake van een allodynie die zich uitbreidt buiten neuroanatomische grenzen. Bij een aantal patiënten is deze allodynie zo hevig, dat zij vrijwel niet aangeraakt kunnen worden, waardoor lichamelijke verzorging nauwelijks mogelijk is. Patiënten met pijn en kanker in de palliatieve zorg bij wie hyperalgesie optreedt, worden meestal behandeld met een aanzienlijke dosis opioïden, hoewel er in de literatuur geen duidelijke aanwijzingen zijn bij welke doses opioïden met het optreden van hyperalgesie rekening gehouden moet worden.

Alle klinisch gebruikte opioïden kunnen aanleiding geven tot het ontstaan van opioïdgeïnduceerde hyperalgesie. Bij het gebruik van morfine kan als bijzondere uitlokkende factor de cumulatie door afnemende klaring bij een gestoorde nierfunctie van de morfinemetaboliet morfine-3-glucuronide een rol spelen, aangezien deze stof kan leiden tot excitatie van het centraal zenuwstelsel.[18]

Bij het gebruik van methadon is de kans op het ontstaan van opioïdgeïnduceerde hyperalgesie bij de toepassing van pure mu-opioïdreceptor agonisten het kleinst. Hoewel deze stof net als morfine een pure mu-opioïdreceptor agonist is, heeft methadon eigenschappen die deze hyperalgesie kunnen verminderen. Toch is ook bij het gebruik van methadon hyperalgesie beschreven, met name bij patiënten die wegens opioïdverslaving langdurig met methadon worden behandeld.[9] Methadon is een racemisch mengsel, waarvan de d-isomeer een NMDA-receptor antagonist is. Deze receptor speelt, zoals hiervoor beschreven, een belangrijke rol bij het optreden van hyperalgesie.[19]

Ook het gebruik van buprenorfine geeft minder aanleiding tot het optreden van hyperalgesie dan bij andere opioïden het geval is. Buprenorfine is een partiële mu-opioïdreceptor agonist, maar een kappa-opioïdreceptor antagonist. Dynorfine is een kappa-opioïdreceptor agonist waarvan de concentratie in het ruggenmerg is toegenomen bij het optreden van hyperalgesie. Buprenorfine is een kappareceptor antagonist, die het effect van dynorfine en dus ook de hyperalgesie kan verminderen. Het partiële mu-opioïdreceptor agonistische effect van buprenorfine is verantwoordelijk voor de analgetische werking van deze stof.[20]

11.4   Behandeling

Bij toename van de pijn zonder duidelijke ziekteprogressie en het bestaan van een uitgebreide allodynie dient bij patiënten het bestaan van opioïdgeïnduceerde hyperalgesie overwogen te worden, met name wanneer de patiënt met relatief hoge doses opioïden wordt behandeld. In deze omstandigheden dient echter eerst te worden uitgesloten of er sprake is van tolerantie ten opzichte van het gebruikte opioïd of van onttrekkingsverschijnselen, bijvoorbeeld door veranderde resorptie van het gebruikte opioïd of therapieontrouw. In eerste instantie zal men daarom de opioïddosis verhogen, om te zien of er pijnvermindering optreedt. Indien de pijn niet afneemt en zeker wanneer de pijnintensiteit toeneemt, is er een sterke aanwijzing voor het bestaan van opioïdgeïnduceerde hyperalgesie.

Zijn de omstandigheden van de patiënt zodanig dat er tijd is voor een langer durende uitvoering van medicatieaanpassing, dan is de eerstvolgende stap de opioïddosering trachten te verlagen. Dit kan gepaard gaan met een aanvankelijk toenemen van pijn en het optreden van onttrekkingsverschijnselen. De hyperalgesie vermindert immers soms pas wanneer de kritische opioïddosis die de hyperalgesie heeft uitgelokt, is onderschreden. In deze omstandigheden worden er andere farmaca c.q. behandelmethoden gezocht om deze dosisreductie mogelijk te maken. Wanneer er ook een neuropathische component van de pijn is, worden farmaca gegeven die hierop meer specifiek dan opioïden invloed hebben, zoals antidepressiva, met name de tricyclische en SNRI's, en anti-epileptica, met name gabapentine en pregabaline. Bij gelokaliseerde pijn valt te overwegen de zenuwgeleiding door middel van een zenuwblokkade te onderbreken om zo de nociceptieve input van het centaal zenuwstelsel te verminderen.

Bij onvoldoende effect van eerdergenoemde maatregelen, bij grote tijdsdruk door de ernst van de pijn of het ontbreken van alternatieve behandelmogelijkheden, is het beste alternatief over te schakelen op opioïden die minder aanleiding geven tot het optreden van hyperalgesie dan wel deze kunnen verminderen. Het meest hiervoor in aanmerking komende opioïd is methadon, dat naast een pure mu-opioïdreceptor agonistische, ook een NMDA-receptor antagonistische werking heeft. Het is te overwegen de dosis van het oorspronkelijke opioïd met 40% tot 50% te verlagen en daarbij methadon te geven in een 'lage' (2 dd 5-10 mg) dosering.[21] Ook een volledige opioïdrotatie naar methadon is mogelijk. Terwijl als conversiefactor van morfine naar methadon een vierde (bij een morfinedosis tot 400 mg) tot een tiende (bij een morfinedosis hoger dan 400 mg) wordt aangehouden, blijkt in de praktijk dat meestal met een lagere dosis methadon kan worden volstaan. In een zeer recent artikel wordt beschreven, dat methadon in een lage dosis (maximaal 15 mg) gegeven wordt met een ander kort werkend opioïd bij het ervaren van pijntoename eventueel in combinatie met haloperidol. Bij deze palliatieve patiëntengroep trad geen opioïdgeïnduceerde hyperalgesie op bij goed behandelde pijn.[22]

Het tweede te gebruiken farmacon is buprenorfine. Naast een pijnverminderend effect leidt dit tot vermindering van de hyperalgesie, waardoor de bij hyperalgesie toegenomen concentratie van dynorfine in het ruggenmerg wordt verlaagd.[20] Bij het geven van buprenorfine wordt het oorspronkelijke opioïd gestaakt. De conversiefactor van oraal morfine naar transdermaal buprenorfine is ongeveer de helft, waarbij een aanzienlijke interindividuele variatie kan optreden. Er moet rekening worden gehouden met het optreden van onttrekkingverschijnselen, aangezien buprenorfine een partiële mu-receptor agonist is. Eventueel kan een lage dosis van het oorspronkelijk gebruikte opioïd gegeven worden om deze onttrekkingsverschijnselen te behandelen. Bij patiënten die wegens opioïdverslaving met methadon worden behandeld en hyperalgesie ontwikkelen, is buprenorfine het middel van eerste keuze.

Bij onvoldoende effect van opioïdrotatie kan naast het opioïd een specifieke NMDA-receptor antagonist, ketamine, gegeven worden.[13] Ketamine wordt in het algemeen alleen onder klinische omstandigheden gegeven.

Er zijn aanwijzingen in de literatuur, dat toediening van een COX-2-remmer het optreden van opioïdgeïnduceerde hyperalgesie door NMDA-antagonistische werking kan verminderen, en dat het effect minder uitgesproken is dan dat van ketamine.[23] In de literatuur zijn er aanwijzingen dat clonidine, een alfa 2-receptor agonist, opioïdgeïnduceerde hyperalgesie kan verminderen.[24] Van de beide laatste farmaca is het hyperalgesie verminderende effect met name in experimenteel onderzoek aangetoond. De klinische bruikbaarheid bij patiënten met hyperalgesie met pijn en kanker in de palliatieve zorg zal verder moeten worden onderzocht.

11.5 Conclusie en behandeladvies

Bij het gebruik van opioïden in de behandeling van patiënten met pijn en kanker in de palliatieve zorg kan naast het gewenste pijnverminderende effect een aantal in frequentie wisselende bijwerkingen optreden. Een van de minder frequente bijwerkingen, maar wel een belangrijke gezien de consequenties voor de behandeling, is het ontstaan van opioïdgeïnduceerde hyperalgesie.

Aan deze situatie dient gedacht te worden bij het optreden van sterke pijntoename bij patiënten met pijn en kanker in de palliatieve zorg, bij wie verhoging van de opioïddosis geen of een averechts effect heeft. De pijnklachten manifesteren zich in dat geval als pijn die zich buiten de oorspronkelijke pijnregio uitbreidt en het optreden van hyperalgesie, een lagere drempel bij het ervaren van pijn, en allodynie, het pijnlijk zijn van een normaliter niet-pijnlijke prikkel. De laatste treedt vaak diffuus in het lichaam op en soms wordt de geringste aanraking als zeer pijnlijk ervaren.

Pijntoename door snelle lokale progressie of metastasering van het oorspronkelijke ziekteproces en het optreden van neuropathische pijn door beschadiging van het perifere of centrale zenuwstelsel moeten als oorzaak worden uitgesloten, omdat in die gevallen de opioïddosis niet moet worden verlaagd.

Verlaag in deze situatie van hyperalgesie de dosis van het gebruikte opioïd met 40-50% en geef methadon 2 dd 5 mg, na enkele dagen eventueel te verhogen naar 2 dd 10 mg. Overweeg daarnaast het geven van een COX-2-remmer en andere adjuvante medicatie zoals gebruikt bij de behandeling van neuropathische pijn (tricyclische antidepressiva, SNRI's, anti-epileptica).

Overweeg de toepassing van andere methoden om de pijn te behandelen, zoals het onderbreken van de zenuwgeleiding of het perispinaal toedienen van een opioïd in combinatie met een lokaal anestheticum.

Het tweede te gebruiken opioïd bij rotatie in deze situatie is buprenorfine. De basis is dan transdermale toediening met daarnaast sublinguale tabletten bij het optreden van incidentele pijntoename. Buprenorfine is het eerstekeuze middel bij de behandeling van hyperalgesie bij patiënten die wegens opioïdverslaving behandeld worden met methadon.

Bij een gecompliceerde situatie, die de opioïdgeïnduceerde hyperalgesie met zich brengt, is het aan te bevelen te overleggen met een anesthesioloog-pijnspecialist of een palliatief consulent om samen het beleid te bepalen.

Literatuur

1. Goudas LC, Bloch R, Gialeli-Goudas M. The epidemiology of cancer pain. Cancer Invest 2005;23:182–90.
2. Oldenmenger WH, Sillevis Smitt PA, Dooren S van, Stoter G, Rijt CC van der. A systematic review on barriers hindering adequate pain management and interventions to reduce them: a critical appraisal. Eur J Cancer 2009;45:1370–80.
3. Glare P, Walsh D, Sheehan D. The adverse effects of morphine: a prospective survey of common symptoms during repeated dosing for chronic cancer pain. Am J Hosp Palliat Care 2006;23:229–35.

4. Albutt C. On the abuse of hypodermic injection of morphia. Practitioner 1870;5:327–31.
5. De Conno F, Caraceni A, Martini C, et al. Hyperalgesia and myoclonus with intrathecal infusion of high-dose morphine. Pain 1991;47:337–9.
6. Sjogren P, Jonsson T, Jensen NH, et al. Hyperalgesia and myoclonus in terminal cancer patients treated with intravenous morphine. Pain 1993;55:93–7.
7. Mao J, Price D, Mayer DJ. Thermal hyperalgesia in association with the development of morphine tolerance in rats: Roles of excitatory amino acid receptors and protein kinase C. J Neurosci 1994;14:2301–12.
8. Celerier E, Rivat C, Jun Y, et al. Long-lasting hyperalgesia induced by fentanyl in rats: Preventive effect of ketamine. Anesthesiology 2000;92(2):465-72.
9. Compton M. Cold-pressor pain tolerance in opiate and cocaine abusers: Correlates of drug type and use status. J Pain Symptom Managem 1994;9(7):462-73.
10. Chu LF, Clark DJ, Angst MS. Opioïd tolerance and hyperalgesia in chronic pain patients after one month of oral morphine therapy: a preliminary prospective study. J Pain 2006;7:43–8.
11. Hay JL, White JM, Bochner F, et al. Hyperalgesia in opioid-managed chronic pain and opioid-dependent patients. J Pain 2009;10:316–22.
12. Fishbain DA, Cole B, Lewis LE, et al. Do opioids induce hyperalgesia in humans? An evidence-based structured review. Pain Medicine 2009;10(5):829-39.
13. Mao J, Price D, Mayer D. Mechanisms of hyperalgesia and morphine tolerance: A current view of their possible interactions. Pain 1995;62:259–74.
14. Vanderah TW, Gardell LR, Burgess SE, et al. Dynorphin promotes abnormal pain and spinal opioid antinociceptive tolerance. J Neurosci 2000;20:7074–9.
15. Heinricher MM, Morgan MM, Fields HL. Direct and indirect actions of morphine on medullary neurons that modulate nociception. Neuroscience 1992;48:533–43.
16. Silverman SM. Opioid induced hyperalgesia: Clinical implications for the pain practitioner. Pain Physician 2009;12:679–84.
17. Chu LF, Angst MS, Clark D. Opioid-induced hyperalgesia in humans: molecular mechanisms and clinical considerations. Clin J Pain 2008;24:479–96.
18. Hemstapat K, Monteith GR, Smith D, et al. Morphine-3-glucuronide's neuro-excitatory effects are mediated via indirect activation of N-methyl-D-aspartic acid receptors: Mechanistic studies in embryonic cultured hippocampal neurons. Anesth Analg 2003;97:494–505.
19. Sjogren P, Jensen NH, Jensen TS. Disappearance of morphine induced hyperalgesia after discontinuing or substituting morphine with other opioid agonists. Pain 1994;59:313–6.
20. Koppert W, Ihmsen H, Korber N, et al. Different profiles of buprenophine induced analgesia and antihyperalgesia in a human pain model. Pain 2005;118:15–22.
21. Vorobeychik Y, Chen L, Bush MC, et al. Improved opioid anagesic effect following opioid dose reduction. Pain Medicine 2008;9:724–7.
22. Salpeter RS, Buckley JS, Bruera E. The use of very-low-dose methadone for palliative pain control and the prevention of opioid hyperalgesia. J Pall Med 2013;16(6):616-22.
23. Troester A, Still R, Singler B. Modulation of remifentanil-induced analgesia and postinfusion hyperalgesia by parecoxib in humans. Anesthesiology 2006;105:1016–23.
24. Koppert, W, Still R, Scheuber K, et al. Differential modulation of remifentanil-induced analgesia and postinfusion hyperalgesia by S-ketamine and clonidine in humans. Anesthesiology 2003;99:152–9.

Hoofdstuk 12
Palliatieve zorg bij mensen met een dementie

Raymond T.C.M. Koopmans, Cees M.P.M. Hertogh en Jenny T. Steen

Samenvatting Palliatieve zorg is een benadering die de kwaliteit van leven verbetert van patiënten en hun naasten die te maken hebben met een levensbedreigende aandoening, door het voorkomen en verlichten van lijden, door middel van vroegtijdige signalering en zorgvuldige beoordeling en behandeling van pijn en andere problemen van lichamelijke, psychosociale en spirituele aard. Palliatieve zorg bij mensen met een dementie kent een aantal specifieke aspecten waarmee rekening moet worden gehouden. Recent is onder auspiciën van de European Association for Palliative Care (EAPC) een 'white paper' gepubliceerd met 57 aanbevelingen. In dit hoofdstuk wordt ingegaan op een aantal belangrijke aspecten van de palliatieve zorg bij mensen met een dementie, te weten het anticiperend beleid, belangrijke symptomen zoals het delirium, problemen met eten en drinken, pijn en pneumonie. Het hoofdstuk gaat ook in op ethisch gevoelige thema's als palliatieve sedatie en euthanasie. Tot slot is een paragraaf over organisatie van zorg en consultatie opgenomen.

12.1 Inleiding

Dementie is een verzamelnaam voor een klinisch syndroom. Het wordt veroorzaakt door verschillende onderliggende hersenziekten die worden gekenmerkt door combinaties van meervoudige stoornissen op het gebied van cognitie, stemming en gedrag. De Gezondheidsraad schatte in 2002 de prevalentie van dementie in Nederland op ongeveer 180.000 personen, en de verwachtring is dat in 2050 400.000 mensen zullen lijden aan dementie. Per jaar wordt in Nederland bij 20.000 personen de diagnose dementie gesteld.

specialist ouderengeneeskunde en hoogleraar ouderengeneeskunde, in het bijzonder de langdurige zorg
specialist ouderengeneeskunde en hoogleraar ouderengeneeskunde en ethiek van de zorg
senior onderzoeker en universitair hoofddocent

R. T. C.M. Koopmans (✉) · C. M.P.M. Hertogh · J. T. Steen
UMC St. Radboud, Nijmegen, The Netherlands

© 2014 Bohn Stafleu van Loghum, onderdeel van Springer Media BV
A.J. Berendsen, F.M. van Soest (Red.), *Inzichten in de palliatieve zorg,*
DOI 10.1007/978-90-368-0826-2_12

Dementie komt voornamelijk voor op hogere leeftijd. Het aantal personen met dementie neemt sterk toe met de leeftijd en er is geen duidelijk verschil in leeftijd-specifieke prevalentie tussen mannen en vrouwen.

Dementie is een progressieve ziekte waarvan het beloop, de ziekteduur en de prognose verschillen, afhankelijk van de oorzaak van de dementie. Mensen met een dementie hebben een beperktere levensverwachting en hebben een twee- tot vier-maal grotere kans te overlijden op enig moment in hun leven dan mensen zonder dementie. Uit diverse studies blijkt dat de mediane overlevingsduur van mensen met dementie varieert van 3,3 tot 11,7 jaar.[1] Leeftijd, geslacht, sociaaleconomische status, type dementie, ernst van de dementie, comorbiditeit en genetische kenmerken zijn alle van invloed op de overleving. De toegenomen sterfte van mensen met dementie blijft tot op hoge leeftijd bestaan. Het geslacht lijkt minder van invloed te zijn, al vinden de meeste studies een hogere sterfte bij mannen. De cijfers variëren echter sterk per studie.

Slechts 14% van de mensen met dementie komt in de laatste fase van dementie. [2] In deze fase zijn de patiënten volledig cognitief beperkt, volledig ADL-afhankelijk, volledig incontinent en immobiel en de spraak is vaak verschraald tot slechts enkele woorden.

12.2   Palliatieve zorg bij mensen met een dementie

De Wereldgezondheidsorganisatie (WHO) heeft palliatieve zorg in 2002 als volgt gedefinieerd:

> Palliatieve zorg is een benadering die de kwaliteit van leven verbetert van patiënten en hun naasten die te maken hebben met een levensbedreigende aandoening, door het voorkomen en verlichten van lijden, door middel van vroegtijdige signalering en zorgvuldige beoordeling en behandeling van pijn en andere problemen van lichamelijke, psychosociale en spirituele aard.

Palliatieve zorg bij mensen met een dementie is niet wezenlijk anders dan palliatieve zorg bij mensen met bijvoorbeeld kanker, maar kent wel een aantal specifieke aspecten waarmee rekening gehouden moet worden.[3] Dit laatste is vaak nog onvoldoende doorgedrongen tot professionele hulpverleners. Dementie is net als kanker een dodelijke ziekte. Uit onderzoek uit het buitenland blijkt bijvoorbeeld dat er bij mensen met een dementie in de gevorderde fase vaak nog veel belastende behandelingen zoals parenterale therapie (29% van de patiënten) of ziekenhuisopnames (22%) worden ingesteld.[4] Ook bleken belastende symptomen, zoals benauwdheid en pijn, toe te nemen naarmate het levenseinde dichterbij kwam. In Nederland overlijden weinig mensen met dementie in een ziekenhuis.[5] Ook bij hen komen belastende symptomen zoals pijn, benauwdheid en agitatie veel voor.[6]

Om tot een nadere definiëring en invulling van palliatieve zorg bij mensen met dementie te komen, is er recent onder auspiciën van de European Association for Palliative Care (EAPC) een 'white paper' gepubliceerd.[7] Hierin worden

57 aanbevelingen gedaan waaraan 'goede' palliatieve zorg voor mensen met dementie zou moeten voldoen. De aanbevelingen zijn het resultaat van een internationale delphi- en consensusprocedure, waarbij over bijna alle aanbevelingen consensus werd verkregen. De aanbevelingen zijn gegroepeerd in elf domeinen te weten (voorlopige Nederlandse vertaling): 1) toepasbaarheid van palliatieve zorg, 2) persoonsgerichte zorg, communicatie en gezamenlijke besluitvorming, 3) vaststellen van zorgdoelen en anticiperend beleid, 4) continuïteit van de zorg, 5) prognosticeren en tijdig herkennen van de stervensfase, 6) vermijden van overmatig invasief, belastend en zinloos behandelen, 7) optimale symptoombehandeling en het bieden van comfort, 8) psychosociale en spirituele ondersteuning, 9) zorg voor en betrokkenheid van familie, 10) opleiding van het zorgteam en 11) maatschappelijke en ethische kwesties.

In dit hoofdstuk beperken wij ons tot het beschrijven van onderwerpen uit de domeinen 3, 7 en 11: anticiperend beleid, optimale symptoombehandeling (delirium, problemen met eten en drinken, pijn en pneumonie) en maatschappelijk en ethische kwesties rond palliatieve sedatie en euthanasie. We eindigen met een paragraaf over organisatie van zorg en consultatie.

12.3   Anticiperend beleid

Het concept 'anticiperend beleid' is medio jaren negentig geïntroduceerd door de toenmalige Nederlandse Vereniging van Verpleeghuisartsen (NVVA) in antwoord op de problematiek van schriftelijke wilsverklaringen bij dementie en het debat daarover.[8] Anticiperend beleid, of anticiperende zorg is een proces van voorbereiden op een latere levensfase door samen afspraken te maken over behandeldoelen en behandelingen die aansluiten bij de wensen van de patiënt. Bij dementie is het van groot belang de familie er vanaf het begin bij te betrekken. Zo kan de familie zich emotioneel en met meer kennis van zaken voorbereiden op de groter wordende rol in latere besluitvorming met betrekking tot behandelingen. Tijdig praten over het levenseinde, zoals ondersteund door de KNMG, is ook, en wegens cognitieve achteruitgang misschien wel juist bij dementie, van belang.[9] De eerste stap is anticiperen, vooruitkijken welke zorg en behandeling mogelijk moeten worden ingezet en het peilen van de behoefte aan een gesprek daarover. In de praktijk wacht men soms op elkaar wie de eerste stap zet; daarom dient de arts het initiatief te nemen. Informeren, wensen en waarden in kaart brengen, en beslissen vormen de volgende stappen. Het gaat niet alleen om terminale zorg. Belangrijke bijkomende aandoeningen zoals hierna besproken, kunnen in de context van de dementie worden geplaatst. Afspraken over acute situaties, zoals reanimatie of mogelijke ziekenhuisopname, dienen vroeg te worden gemaakt. Het prioriteren van doelen als levensverlenging, behoud van functioneren en comfort (palliatief of symptomatisch), kunnen latere beslissingen vereenvoudigen. Vastleggen, overdragen en evalueren vormen de laatste stappen. Omdat in Nederland de meeste mensen met dementie

ooit in een verpleeg- of verzorgingshuis komen, is het van belang afspraken goed
te documenteren en later over te dragen aan de specialist ouderengeneeskunde. Anticiperende zorg resulteert zo in een betere documentatie van wensen en afspraken,
biedt op flexibele wijze toch houvast, en vergroot de kans op gewenste, passende
zorg. De hiervoor genoemde stappen zijn recent gepubliceerd in de vorm van een
handreiking.[10]

12.4 Behandeling van symptomen

12.4.1 Delirium

Een delirium is een acuut ontstaan, neuropsychiatrisch toestandsbeeld met aan-
dachts- en oriëntatieproblemen, dat vaak voorkomt bij ouderen en zeker bij mensen met een dementie, vaak onvoldoende of niet herkend wordt en niet zelden
dodelijk is. In een recente review zijn de belangrijkste klinische aspecten van het
delirium bij ouderen op een rijtje gezet.[11] Hoewel de prevalentie van delirium in
de eerste lijn in het algemeen laag is (1-2%), is die bij mensen met dementie 18%
en neemt deze nog toe bij patiënten in de palliatieve fase.[11] Dementie wordt in
de literatuur gezien als een predisponerende factor voor het krijgen van een delirium. De verschillende typen delirium, de hypoactieve, hyperactieve of mengvorm,
zijn bij mensen met dementie hetzelfde als bij ouderen zonder dementie. Differen-
tiaaldiagnostisch moet het delirium wel onderscheiden worden van een depressie
en bij dementie zeker van probleemgedrag of neuropsychiatrische symptomen. Bij
elke acute verandering van het gedrag bij een persoon met dementie moet eerst
een delirium uitgesloten worden, alvorens het gedrag geduid wordt als passend
bij dementie. Het is dan ook lastig een delirium bij mensen met een dementie
goed te herkennen. De bekende Delirium Observatie Schaal (DOS) lijkt minder
geschikt voor de screening op delirium bij mensen met dementie, omdat veel items
van deze schaal symptomen zijn die passen bij de dementie. Er zijn maar weinig
valide instrumenten om een delirium bij dementie te detecteren.[12] Ook zijn er
aanwijzingen uit onderzoek dat een delirium bij mensen met dementie moeilijker
behandelbaar is en langzamer geneest.[13] Vaak leidt het delirium tot een snellere
progressie van de dementie. Juist in de palliatieve fase is bij mensen met dementie
het risico op een delirium groot. Zo zijn problemen als urineretentie of obstipatie
veelvoorkomende oorzaken net als ernstige pijnklachten (zie verderop). Een delirium kan echter ook ontstaan als gevolg van medicatie, zoals morfine of corticosteroïden, of met goede bedoelingen voorgeschreven of gecontinueerde middelen
met anticholinerge bijwerkingen. De behandeling van het delirium is voor mensen
met dementie hetzelfde als voor mensen zonder dementie. Bij de hyperactieve
vorm met veel motorische agitatie en mogelijk angst is haloperidol het middel van
eerste keuze.

12.4.2   Problemen met eten en drinken

Veel mensen met dementie hebben, naarmate de dementie vordert, hulp nodig bij eten en drinken. Sommige mensen met dementie laten hierbij zogenoemd afweergedrag zien (zie ook www.transitiesinzorg.nl/programmas/ouderen/richtlijn-afweergedrag/). Met *afweergedrag* wordt bedoeld 'elk gedrag van een persoon met dementie dat eten of drinken bemoeilijkt of verhindert'. Het afweren van eten en drinken komt in veel verschillende vormen voor: mond dichthouden, lepel wegduwen, eten niet doorslikken, eten uit de mond laten lopen of uit de mond werken, eten uitspugen, hoofd wegdraaien en weglopen van de tafel. Vaak is het niet duidelijk wat de achterliggende oorzaak of reden is van het gedrag van een patiënt.

Slikstoornissen als gevolg van neurologische degeneratie bij dementie komen vaak voor. Bij een vermoeden van een slikprobleem wordt door middel van (hetero) anamnese en onderzoek getracht een beeld te verkrijgen van zowel de oorzaak als de gevolgen van de slikproblemen. Wat zijn precies de klachten, hoe lang bestaan ze, bij welke voedingsconsistentie treden de klachten het meest op, spelen houding of afleiding tijdens de maaltijd een rol?

Indien er geen duidelijke diagnose als oorzaak is aan te wijzen, of als de slikproblemen vrij plotseling ontstaan of verergeren, zal onder andere het medicatiegebruik bekeken moeten worden. Zo kunnen anticholinergica, diuretica, tricyclische antidepressiva en opioïden een verminderde speekselproductie veroorzaken, waardoor het slikken bemoeilijkt wordt. Antipsychotica kunnen extrapiramidale bijwerkingen veroorzaken, waardoor het slikken eveneens bemoeilijkt wordt en vele middelen kunnen een negatieve invloed hebben op aandacht en concentratie en zo het slikproces verstoren.

Door middel van neurologisch onderzoek en onderzoek van mondholte (candidiasis, ontstoken elementen, tonsillitis) en hals wordt geprobeerd een oorzaak aan te tonen. Verder lichamelijk onderzoek geeft een beeld van de mogelijke gevolgen: dehydratie, ondervoeding, afwijkingen bij auscultatie van de longen. Observatie van het slikken geeft een indruk van de fase waarin het slikproces is verstoord. De logopedist kan een functioneel slikonderzoek verrichten en de diëtist kan een voedingsanamnese afnemen.

Wanneer er geen behandelbare oorzaak van de problemen met eten en drinken gevonden wordt, en aanpassing van de voeding zoals pureren van eten en verdikken van vloeistoffen geen effect heeft, zal de arts een besluit moeten nemen of kunstmatige toediening van vocht en voedsel gestart wordt. Wanneer er behoefte is aan kortdurende toediening van alleen vocht, kan er een intraveneus infuus of een hypodermoclyse (subcutane toediening van vocht) worden gegeven.

Wanneer er behoefte is aan langdurige toediening van vocht en/of voeding, kan overwogen worden een neus-maagsonde of een percutane endoscopische gastrostomie (PEG-sonde) in te brengen. Uit Nederlands onderzoek bij verpleeghuispatiënten blijkt dat bij patiënten met een gevorderde dementie, die niet of nauwelijks meer eten en drinken, meestal besloten wordt af te zien van kunstmatige toediening van vocht en voedsel.[14] Uit hetzelfde onderzoek weten we ook dat sterven als gevolg van een tekort aan vocht of voeding mild is en met weinig tot geen onwelbevinden gepaard gaat.[15] Ook hebben mensen met dementie een verminderd dorstgevoel. Uit een recente Cochrane review blijkt dat het geven van sondevoeding aan mensen met een gevorderde dementie geen positieve effecten op de overleving, voedingstoestand of decubitus heeft.[16] Er is dus weinig wetenschappelijk fundament voor het geven van permanente sondevoeding bij mensen met dementie, al was daar bij het opstellen van het white paper geen volledige consensus over onder de groep internationale experts.

De behandeling en de zorg voor de patiënt en diens naasten stoppen niet na het staken van de toediening van vocht en voeding. De volgende aspecten zijn hierbij van belang:

1. Goede mondzorg. Deze heeft een hoge prioriteit. Dit betekent regelmatig vochtig houden van de slijmvliezen, het gebruik van een orale gel die uitdroging van de slijmvliezen voorkomt en regelmatige inspectie van de mond.
2. Decubituspreventie. Door verdere vermagering en immobiliteit lopen patiënten een groot risico op decubitus.
3. Observatie van bijkomende klachten zoals pijn, angst of andere symptomen.
4. Begeleiding van de familie. Vaak spelen schuldgevoelens een rol bij het besluit om af te zien van kunstmatige toediening van vocht en voeding. Wanneer naasten de mogelijkheid krijgen zich hierover te uiten, is de kans kleiner dat deze schuldgevoelens blijven bestaan.

12.4.3 Pijn

Pijn wordt bij mensen met dementie vaak ondergediagnosticeerd. In de literatuur wordt aangegeven dat 40-80% van de patiënten met dementie pijn zou ervaren zonder dat dit herkend wordt.[17] Tevens blijkt uit onderzoek dat slechts een zeer beperkt aantal patiënten adequaat behandeld wordt met pijnstillers.

Dementie heeft een effect op de pijngewaarwording en pijnbeleving. Bij de ziekte van Alzheimer lijkt er een afname van de gewaarwording van pijn te zijn. Bij patiënten met een vasculaire dementie lijkt er juist een toename te zijn van de pijngewaarwording. Hoewel zelfrapportage van pijn door de patiënt met dementie het meest betrouwbaar lijkt, blijken observationele meetinstrumenten om pijn bij mensen met dementie te meten zeker ook voldoende betrouwbaar en valide bij mensen met dementie met uitingsproblemen.

Nederlandse versies van de instrumenten met de beste eigenschappen zijn beschikbaar. Dit is de Pain Assessment Checklist for Senior with Limited Ability to Communicate (de PACSLAC).[18] De schaal is vertaald in het Nederlands (PACSLAC-D) en bestaat uit 24 items in drie subschalen: gelaat, verzet/afweer en sociaal-emotionele stemming. Bij een score van 4 of hoger zijn er aanwijzingen voor pijn. Daarnaast is er de Pain Assessment in Advanced Dementia (PAINAD) met vijf goed gedefinieerde items: ademhaling, onrustgeluiden, gezichtsuitdrukking, lichaamstaal en troostbaarheid.[19] Bij een score vanaf 2 is de kans groot dat de patiënt pijn heeft. De PAINAD-score kan eenvoudig na twee minuten observatie worden bepaald; voor sommige PACSLAC-items (zoals verandering in de ogen en weerstand tegen zorgverlening) is het nodig dat men de patiënt de afgelopen tijd heeft gezien of aanvullende informatie van anderen kan verkrijgen. De behandeling van pijn bij mensen met dementie verschilt in grote lijnen niet van die bij mensen zonder dementie. Wel dient er aandacht besteed te worden aan een sneller optreden van delier bij gebruik van opioïden. Voor de behandeling van pijn bij ouderen verwijzen we naar de recente richtlijn van Verenso (www.verenso.nl). Belangrijk in deze richtlijn is dat er bij kwetsbare ouderen bijna geen plaats is voor NSAID's en dat ook een middel als tramadol wordt afgeraden.

12.4.4 Pneumonie

Een pneumonie is een belangrijke doodsoorzaak bij dementie. Bij minimaal één op de tien, maar oplopend tot twee derde van de gevallen van overlijden van patiënten met dementie is er een pneumonie opgetreden. Zelfs mét antibiotische behandeling overlijdt ongeveer de helft van de patiënten binnen een half jaar na diagnose van de pneumonie. Deze prognose is van belang bij de besluitvorming. Familieleden hebben daar meestal vragen over. In het VUmc is een gevalideerde prognostische score ontwikkeld, die de kans op overlijden binnen veertien dagen kan voorspellen bij patiënten met een pneumonie die met antibiotica behandeld worden (zie www. emgo.nl/downloads). De score omvat de volgende predictoren: mannelijk geslacht, ademhalingsfrequentie, dyspneu, polsfrequentie, bewustzijnsdaling, onvoldoende drinken, afhankelijkheid met eten en decubitus.[20]

Voor het voorspellen van overlijden op langere termijn (3 tot 6 maanden) zijn vooral het mannelijk geslacht en ADL-afhankelijkheid sterke voorspellers. Dit geldt overigens ook voor dementiepatiënten zonder pneumonie. De prognostische score informeert over de kans op overleven en kan de besluitvorming ondersteunen.

Hoewel in Nederland vaak wordt afgezien van behandeling van een pneumonie met antibiotica, zijn er aanwijzingen dat antibiotica een bijdrage leveren aan het reduceren van onwelbevinden bij pneumonie.[21] Omdat pneumonie ook bij behandeling met antibiotica vaak gepaard gaat met onwelbevinden, moet men in elk geval letten op mogelijk belastende symptomen en een goede symptoomverlichting nastreven met bijvoorbeeld antipyretica, zuurstof, bronchodilatantia en opioïden.

Mogelijk is voldoende vochtinname meer bepalend voor de overlevingskansen dan behandeling met antibiotica.[22,23] Er zijn verder voldoende aanwijzingen dat het zeer actief behandelen van een pneumonie, inclusief ziekenhuisopname, niet per se tot betere resultaten leidt in de zin van levensverlenging of klachtenbestrijding.

12.5   Palliatieve sedatie en euthanasie

De toepassing van palliatieve sedatie (PS) bij mensen met een dementie verschilt niet van die bij mensen zonder dementie en dient te worden uitgevoerd volgens de geldende KNMG-richtlijn van 2009. Hoewel het aantal patiënten bij wie PS wordt toegepast stijgt in Nederland, weten we niet goed hoe vaak dit bij mensen met een dementie gebeurt. In recent onderzoek onder specialisten ouderengeneeskunde naar de praktijk van PS, bleek 20% van de patiënten bij wie PS was toegepast een dementie te hebben.[24] Existentieel lijden was in 16% van de gevallen waarbij PS was toegepast het refractair symptoom, al was dit niet separaat geanalyseerd voor mensen met dementie. Deze cijfers komen overeen met cijfers van een recent onderzoek naar opgenomen mensen met een dementie.[6] In een Belgische studie bleek bij 11 van 117 overleden patiënten met een dementie PS te zijn toegepast. [25] Twee van de elf patiënten waren niet terminaal, c.q. voldeden niet aan het zorgvuldigheidscriterium van een levensverwachting van twee weken of korter, zoals de richtlijn voorschrijft. De duur van de sedatie varieerde van één tot acht dagen en twee patiënten kregen kunstmatige vocht- en voedseltoediening. Controversiëler is de toepassing van PS bij zeer ernstig probleemgedrag met daarbij totale ontreddering en hoge lijdensdruk.

Over de mogelijkheden van euthanasie bij mensen met gevorderde dementie wordt al jaren een ethisch debat gevoerd. Sinds de inwerkingtreding van de Wet toetsing levensbeëindiging op verzoek en hulp bij zelfdoding (WTL) in 2002 is dit debat in een nieuwe fase gekomen. Enerzijds zien we dat in de afgelopen jaren geleidelijk meer gevallen van hulp bij zelfdoding bij beginnende dementie worden gemeld (al gaat het daarbij doorgaans om relatief jonge(re) mensen en om andere vormen van dementie dan de ziekte van Alzheimer), anderzijds groeit de druk op artsen om ook uitvoering te geven aan schriftelijke wilsverklaringen van mensen die naderhand dement zijn geworden.[26] De wet biedt daartoe in principe de mogelijkheid, omdat daarin is opgenomen dat een schriftelijke wilsverklaring met een verzoek om euthanasie in geval van (gevorderde) dementie het mondelinge verzoek (dat wil zeggen: de eerste zorgvuldigheidsvoorwaarde) kan vervangen. Wel dient nog steeds te worden voldaan aan de overige zorgvuldigheidsvoorwaarden, waarbij in het bijzonder het voldoen aan de vierde zorgvuldigheidsvoorwaarde problematisch is. Deze luidt namelijk dat de 'arts, samen met de patiënt tot de conclusie moet zijn gekomen' dat er voor de situatie waarin de patiënt is komen te verkeren geen ander alternatief meer rest dan (hulp bij) levensbeëindiging. Juist aan de in deze voorwaarde gestelde gezamenlijkheid kan bij een wilsonbekwame patiënt immers niet worden voldaan. Hierdoor is er sprake van spanning binnen de WTL. De wetgever heeft die spanning trachten op te lossen, door te stellen dat in de hier geschetste situatie 'op overeenkomstige wijze' aan de zorgvuldigheidsvoorwaarden moet worden voldaan. Door het ontbreken van voorafgaande jurisprudentie is evenwel tot op heden onduidelijk hoe deze formulering moet worden geïnterpreteerd en wat deze voor de praktijk betekent. Wel is uit onderzoek onder specialisten ouderengeneeskunde gebleken, dat zij een euthanasieverklaring weliswaar beschouwen als een argument voor een zeer terughoudend behandelbeleid, maar niet als grond om euthanasie toe te passen bij een patiënt met dementie, ook al is er sprake van lijden.[27] Wat zij als een essentiële voorwaarde beschouwen is, dat er sprake moet zijn van betekenisvolle communicatie tussen arts en patiënt.[28] Ook naasten van patiënten met een gevorderde dementie en een euthanasieverklaring gaan zelden zover dat zij aandringen op uitvoering van de wilsverklaring en kiezen in de praktijk – in overleg met de arts – doorgaans voor een palliatief zorgbeleid. [28,29] In overeenstemming hiermee luidt ook het standpunt van de KNMG, dat de patiënt altijd – hetzij verbaal, hetzij non-verbaal – zijn wilsverklaring moet kunnen bevestigen. Daarmee is de professionele norm strikter dan de wet en ook strikter dan de uitleg die de Toetsingscommissie aan de wettelijke norm heeft gegeven in een recente casus. Daarin zou een huisarts euthanasie hebben toegepast op een wilsonbekwame patiënt met dementie, met wie ten tijde van de euthanasie geen betekenisvolle communicatie meer mogelijk was. De stormachtige reacties die deze casus in de media en de vakbladen heeft losgemaakt geven aan, dat het hier vooralsnog om een extreme en uiterst controversiële situatie gaat. Betekent dit nu dat een euthanasieverklaring gericht op de situatie van dementie niet meer dan een dode letter is? Nee, zeker niet. Enerzijds biedt zo'n document belangrijke ondersteuning in gesprekken over hulp bij levensbeëindiging in eerdere fasen van de aandoening, anderzijds zijn er aanwijzingen dat met steun van zo'n verklaring het venster waarin betekenisvolle communicatie mogelijk is wellicht iets verder kan worden opgerekt in meer gevorderde stadia.[30]

12.6   Organisatie van zorg

Voor de organisatie van palliatieve zorg voor mensen met dementie verwijzen we in principe naar het NHG-Standpunt *Huisarts en palliatieve zorg*. In elke regio zijn consultatiemogelijkheden voorhanden. Aangezien specialisten ouderengeneeskunde veel ervaring hebben met palliatieve zorg bij mensen met dementie, zijn zij de eerst aangewezenen om te consulteren, zeker als zij tevens de kaderopleiding palliatieve zorg hebben gevolgd. Ook kaderhuisartsen ouderengeneeskunde zouden een nuttige bijdrage kunnen leveren. Veelal zijn deze specialisten verbonden aan een palliatief team. Door tijdig het gesprek aan te gaan over het anticiperend medisch beleid, kunnen bij mensen met dementie belastende diagnostiek en vermijdbare ziekenhuisopnames worden voorkomen. Dat vormt de start van palliatieve zorg bij mensen met een dementie, waarbij in de loop van het proces de behandeldoelstellingen verschuiven van levensverlenging naar symptoombestrijding en comfort als hoofddoelstelling.

Literatuur

1. Todd S, Barr S, Roberts M, Passmore AP. Survival in dementia and predictors of mortality: a review. Int J Geriatr Psychiatry 2013 Nov;28(11):1109-24.
2. Koopmans RT, Ekkerink JL, Weel C van. Survival to late dementia in Dutch nursing home patients. J Am Geriatr Soc 2003 Feb;51(2):184-7.
3. Sampson EL, Ritchie CW, Lai R, Raven PW, Blanchard MR. A systematic review of the scientific evidence for the efficacy of a palliative care approach in advanced dementia. Int Psychogeriatr 2005 Mar;17(1):31-40.
4. Mitchell SL, Teno JM, Kiely DK, Shaffer ML, Jones RN, Prigerson HG, et al. The clinical course of advanced dementia. N Engl J Med 2009 Oct 15;361(16):1529-38.

5. Houttekier D, Cohen J, Bilsen J, Addington-Hall J, Onwuteaka-Philipsen BD, Deliens L. Place of death of older persons with dementia. A study in five European countries. J Am Geriatr Soc 2010 Apr;58(4):751-6.

6. Hendriks SA, Smalbrugge M, Hertogh CM, Steen JT van der. Dying with dementia: symptoms, treatment, and quality of life in the last week of life. J Pain Symptom Managem 2013 Jul 31. PubMed PMID: 23916680. Epub 2013/08/07. Eng.

7. Steen JT van der, Radbruch L, Hertogh CM, Boer ME de, Hughes JC, Larkin P, et al. White paper defining optimal palliative care in older people with dementia: A Delphi study and recommendations from the European Association for Palliative Care. Palliative medicine 2013 Jul 5. PubMed PMID: 23828874. Epub 2013/07/06. Eng.

8. NVVA. Medische zorg met beleid. Utrecht, 1997.

9. Handreiking: Tijdig praten over het overlijden. Utrecht, 2011 (geraadpleegd via www.knmg.artsennet.nl/publicaties).

10. Soest-Poortvliet M van. Plannen van zorg in de laatste levensfase bij dementie. Amsterdam, 2013 (geraadpleegd via www.vumc.nl).

11. Inouye SK, Westendorp RG, Saczynski JS. Delirium in elderly people. Lancet 2013 Aug 27. PubMed PMID: 23992774.

12. Morandi A, McCurley J, Vasilevskis EE, Fick DM, Bellelli G, Lee P, et al. Tools to detect delirium superimposed on dementia: a systematic review. J Am Geriatr Soc 2012 Nov;60(11):2005-13.

13. Boettger S, Passik S, Breitbart W. Treatment characteristics of delirium superimposed on dementia. Int Psychogeriatr 2011 Dec;23(10):1671-6.

14. Pasman HR, Onwuteaka-Philipsen BD, Ooms ME, Wigcheren PT van, Wal G van der, Ribbe MW. Forgoing artificial nutrition and hydration in nursing home patients with dementia: patients, decision making, and participants. Alzheimer Dis Assoc Disord 2004 Jul-Sep;18(3):154-62.

15. Pasman HR, Onwuteaka-Philipsen BD, Kriegsman DM, Ooms ME, Ribbe MW, Wal G van der. Discomfort in nursing home patients with severe dementia in whom artificial nutrition and hydration is forgone. Arch Intern Med 2005 Aug 8-22;165(15):1729-35.

16. Sampson EL, Candy B, Jones L. Enteral tube feeding for older people with advanced dementia. Cochrane Database Syst Rev 2009 (2):CD007209. PubMed PMID: 19370678. Epub 2009/04/17. eng.

17. Achterberg WP, Gambassi G, Finne-Soveri H, Liperoti R, Noro A, Frijters DH, et al. Pain in European long-term care facilities: cross-national study in Finland, Italy and The Netherlands. Pain 2010 Jan;148(1):70-4.

18. Zwakhalen SM, Hamers JP, Berger MP. Improving the clinical usefulness of a behavioural pain scale for older people with dementia. J Adv Nurs 2007;58:493–502.

19. Warden V, Hurley AC, Volicer L. Development and psychometric evaluation of the Pain Assessment in Advanced Dementia (PAINAD) scale. J Am Med Dir Assoc 2003 Jan-Feb;4(1):9-15.

20. Steen JT van der, Albers G, Licht-Strunk E, Muller MT, Ribbe MW. Een prognostische score voor patiënten met pneumonie en dementie. Tijdschr Verpleegh geneeskd 2009;34:66–9.

21. Steen JT van der. Prolonged life and increased symptoms vs prolonged dying and increased comfort after antibiotic treatment in patients with dementia and pneumonia. Arch Intern Med 2011 Jan 10;171(1):93-4; author reply 4.

22. Szafara KL, Kruse RL, Mehr DR, Ribbe MW, Steen JT van der. Mortality following nursing home-acquired lower respiratory infection: LRI severity, antibiotic treatment, and water intake. J Am Med Dir Assoc 2012 May;13(4):376-83.

23. Steen JT van der, Lane P, Kowall NW, Knol DL, Volicer L. Antibiotics and mortality in patients with lower respiratory infection and advanced dementia. J Am Med Dir Assoc 2012 Feb;13(2):156-61.

24. Deijck RH van, Krijnsen PJ, Hasselaar JG, Verhagen SC, Vissers KC, Koopmans RT. The practice of continuous palliative sedation in elderly patients: a nationwide explorative study among Dutch nursing home physicians. J Am Geriatr Soc 2010 Sep;58(9):1671-8.

25. Anquinet L, Rietjens JA, Vandervoort A, Steen JT van der, Vander Stichele R, Deliens L, et al. Continuous deep sedation until death in nursing home residents with dementia: a case series. J Am Geriatr Soc 2013 Sep 3. PubMed PMID: 24000974. Epub 2013/09/05. Eng.
26. Hertogh CM, Boer ME de, Droes RM, Eefsting JA. Would we rather lose our life than lose our self? Lessons from the Dutch debate on euthanasia for patients with dementia. Am J Bioeth 2007 Apr;7(4):48-56.
27. Boer ME de, Droes RM, Jonker C, Eefsting JA, Hertogh CM. Advance directives for euthanasia in dementia: do law-based opportunities lead to more euthanasia? Health Policy 2010 Dec;98(2–3):256-62.
28. Boer ME de, Droes RM, Jonker C, Eefsting JA, Hertogh CM. Advance directives for euthanasia in dementia: how do they affect resident care in Dutch nursing homes? Experiences of physicians and relatives. J Am Geriatr Soc 2011 Jun;59(6):989-96.
29. The A-M, Pasman R, Onwuteaka-Philipsen B, Ribbe M, Wal G van der. Withholding the artificial administration of fluids and food from elderly patients with dementia: ethnographic study. BMJ 2002;325:1326–30.
30. Hertogh CM. The role of advance euthanasia directives as an aid to communication and shared decision-making in dementia. J Med Ethics 2009 Feb;35(2):100-3.

Hoofdstuk 13
Het beleid bij diabetes mellitus in de palliatieve (terminale) fase

Herman Gerritsen

Samenvatting Als een patiënt met diabetes mellitus het laatste levenspad op gaat, heeft dit consequenties voor de benadering en behandeling van de diabetes. Er vindt een omslagpunt plaats van altijd strak ingesteld zijn naar een beleid met bredere marges tot uiteindelijk (bijna) geen diabetesbehandeling meer. Hierbij blijven patiënten met diabetes mellitus type 1 insulineafhankelijk; er kan getracht worden hen over te zetten op een eenmaal daags insulineregime. Patiënten met type 2-diabetes kunnen bij het voortgaan van de palliatieve stadia toenemend minder medicatie gaan gebruiken. Veelvoorkomende problemen in de laatste levensfase (zoals moeheid, misselijkheid, veranderd bewustzijn) kunnen een uiting zijn van hypo-/hyperglykemie. Corticosteroïdgebruik kan bestaande diabetes ontregelen of een nieuwe diabetes type 2 induceren.

13.1 Inleiding

De behandeling van diabetes is gericht op het voorkómen van complicaties op langere termijn: vijf tot tien jaar later. Als de levensverwachting door een andere aandoening beperkt is, heeft dit consequenties voor de behandeling van de diabetes. Dit is bijvoorbeeld het geval bij niet meer te genezen vormen van kanker, maar ook bij ernstig hartfalen, nierfalen, COPD, ALS en dementie. Het inschatten van de nog te verwachten levensduur blijkt lastig.[1] Toch is een poging zinvol, omdat de geschatte levensduur consequenties heeft voor de behandelkeuzes en opties. Als palliatieve zorgfase wordt meestal het laatste levensjaar aangehouden.

Conform de definitie van de Wereldgezondheidsorganisatie, geïmplementeerd door het Nederlands Huisartsen Genootschap, is het doel van de laatste (palliatieve) zorg:

---

huisarts te Zwolle; bestuurslid PalHAG (vereniging kaderartsen palliatieve zorg)

H. Gerritsen (✉)
UMC St. Radboud, Nijmegen, The Netherlands

© 2014 Bohn Stafleu van Loghum, onderdeel van Springer Media BV
A.J. Berendsen, F.M. van Soest (Red.), *Inzichten in de palliatieve zorg,*
DOI 10.1007/978-90-368-0826-2_13

het voorkomen en verlichten van lijden door middel van vroegtijdige signalering, zorgvuldige beoordeling en behandeling van symptomen van lichamelijke, psychosociale en
spirituele aard.[2,3]

Een nauwkeurig gereguleerde bloedglucose is dan geen behandeldoel, omdat de
patiënt nog kort te leven heeft. In de palliatieve fase vindt een verplaatsing plaats
van genezing en preventie naar zorg en begeleiding. Dit vertaalt zich voor de diabetesbehandeling in een verschuiving naar kwaliteit van leven met zo min mogelijk
interventie en diagnostiek.[3] Een optimale regulatie van de bloedsuikers is vaak
een belasting voor patiënt en familie.

Het beleid in de palliatieve laatste levensfase bij een patiënt met diabetes is
gericht op:

1. voorkómen van een ketoacidotische ontregeling (of uitputting) bij diabetes type 1;
2. voorkómen van hyperglykemische hyperosmolaire ontregeling (dorst, uitdroging en polyurie) bij diabetes type 2;
3. vermijden van (symptomatische) hypoglykemieën;
4. vermijden van decubitus, vooral van de voeten, bij bedlegerigheid.

Bij patiënten kan een ontregeling van de bloedsuikers in de palliatieve fase ontstaan:

1. als er sprake is van een bestaande en behandelde diabetes type 1 of 2;
2. door het ontwikkelen van diabetes type 2 bij een langdurige of hoge dosering
   corticosteroïden;
3. door het ontwikkelen van een insulinetekort of -ongevoeligheid onder invloed
   van een maligne proces zoals levermetastasen of een vorderende ziekte.

13.2   Richtlijnen en aanbevelingen

Er is weinig onderzoek verricht naar de behandeling van diabetes in de laatste levensfase. Beschikbare literatuur betreft met name diabetespatiënten met kanker.
[4,5,6] De beschreven casuïstiek gaat vooral over patiënten in de tweede lijn of een
hospice. Over patiënten in de eerste lijn is nagenoeg geen literatuur beschikbaar. Er
zijn geen studies die inzicht geven in glucoseregulatie in de laatste levensfase. Hoe
vaak er complicaties van diabetes (hypo-/hyperglykemie/ketoacidose) optreden in
de palliatieve setting (thuis) is niet bekend.

De beschikbare richtlijnen en aanbevelingen zijn expert en/of consensus based.
Er is een Nederlandse richtlijn van Verenso (Vereniging van specialisten ouderengeneeskunde) getiteld *Diabetes mellitus en kwetsbare ouderen in de laatste levensfase*.[7] De Britse diabetesfederatie heeft samen met de stichting Diabetes UK aanbevelingen geschreven voor de behandeling van diabetes in de laatste levensfase.
[8] De Britse National Health Service was betrokken bij het formuleren hiervan.
Deze aanbevelingen vormen de basis van dit hoofdstuk, omdat zij goed aansluiten
bij de dagelijkse praktijk van de huisarts. Ook Stichting Langerhans heeft op basis

van deze Britse aanbevelingen een handleiding voor de praktijk uitgegeven.[9] Van deze handleiding is voor dit hoofdstuk gebruikgemaakt voor de medicatieadviezen in verschillende palliatieve stadia.

13.3   Patiënt met diabetes mellitus en de palliatieve (terminale) fase

13.3.1   Een markeringsgesprek; de palliatieve fase

Het is van belang met de patiënt, zijn directe naasten en andere verzorgenden te communiceren over het veranderende doel van de diabetesbehandeling. Zo nodig moet dit gesprek herhaald worden, en worden toegespitst bij een naderend levenseinde. Voorafgaand aan deze markering was de behandeling gericht op het voorkómen van vasculaire micro- en macroschade, terwijl deze nu gericht wordt op het voorkómen van hyper-/hypoglykemieën en ketoacidose. Diabetespatiënten hebben vaak een jarenlange training in de behandeling van hun aandoening; dit verlaten is een groot keerpunt. Bespreek de afweging dan ook met de patiënt, en respecteer de wensen van de patiënt in de laatste levensfase indien dit medisch inhoudelijk haalbaar is.

13.3.2   Verandering in beleid van behandeling bloedglucose

In het laatste levensjaar maakt de patiënt op basis van levensverwachting en klinische conditie verschillende stadia door.[10] Op basis van deze stadia zijn de huidige aanbevelingen voor palliatieve patiënten gegroepeerd.[8,9] Een beknopte weergave van deze aanbevelingen is weergegeven in het kader (13.1). Het uitgangspunt is dat het beleid in de laatste levensfase gericht wordt op zo veel mogelijk comfort en zo min mogelijk interventie (medicatie) en diagnostiek (bloedsuikercontroles). Praktisch komt dat erop neer dat de behandelend arts herhaaldelijk evalueert of bloedglucoseverlagende middelen verminderd of gestaakt kunnen worden.

▶ **Kader 13.1 Behandeladviezen voor verschillende palliatieve stadia Stabiele fase en een prognose van langer dan een jaar**
   Streefwaarde: HbA1c < 65 mmol/l.
   Bloedglucosewaarden: 6-15 mmol/l.

1. Orale medicatie: overweeg preventieve medicatie te staken (denk ook aan preventieve medicatie voor cardiovasculaire aandoeningen, zoals statines). Orale medicatie stoppen bij verdenking klinische klachten of klaring < 30 ml/min.
2. Insuline(pomp): aanpassen op geleide van voedingsintake en lichamelijke activiteit, bij behandeling met corticosteroïden.

Progressieve fase, prognose enkele maanden
Streefwaarde: HbA1c niet langer relevant.
Bloedglucosewaarden: 6-15 mmol/l.

1. Orale medicatie stoppen bij verdenking klinische klachten of klaring < 30 ml/min.
2. Indien zowel orale medicatie als insuline wordt gebruikt: staken orale medicatie. Na stoppen orale medicatie en twijfel over bloedglucosegerelateerde klachten: controle namiddagbloedglucose (tussen 15 en 17 uur). Indien bloedglucose > 15 mmol/l: (her)start 30 mg gliclazide.
3. Insuline(pomp): aanpassen op geleide van voedingsintake en lichamelijke activiteit, bij behandeling met corticosteroïden.
4. Overweeg bij alle insulinedoseringsschema's deze over te zetten op een eenmaal daags lang werkend analoog (glargine/detemir) in de ochtend. Dosering bij aanvang maximaal 50-75% van de totale dagelijkse dosis insuline in oude schema. Bepaal daarna maximaal tweemaal per week de middagbloedglucosewaarde (tussen 15 en 17 uur).
5. Indien bloedglucose < 8 mmol/l: 10-20% minder lang werkend analoog.
6. Indien > 20 mmol/l: 10-20% meer lang werkend analoog.
7. Bij reeds 2 maal daags insulineschema: overweeg over te zetten op 2 maal daags mixregime.

Gevorderde fase, prognose enkele weken
Streefwaarde: HbA1c niet langer relevant.
Bloedglucosewaarden: 8-20 mmol/l.

1. Orale medicatie: metformine, DPP4-remmer en GLP-1-analoog stoppen. SU-derivaat: alleen kort werkende preparaten (gliclazide/tolbutamide): stoppen of halveren.
2. Na stoppen orale medicatie en twijfel over bloedglucosegerelateerde klachten: controle namiddagbloedglucose (15 tot 17 uur). Indien bloedglucose > 15 mmol/l: (her)start 30 mg gliclazide.
3. Insuline(pomp): aanpassen op geleide van voedingsintake en lichamelijke activiteit, bij behandeling met corticosteroïden.
4. Overweeg bij alle insulinedoseringsschema's deze over te zetten op een eenmaal daags lang werkend analoog (glargine/detemir) in de ochtend. Dosering bij aanvang maximaal 50-75% van de totale dagelijkse dosis insuline in oude schema. Bepaal daarna maximaal tweemaal per week de middagbloedglucosewaarde (15 tot 17 uur).
5. Indien bloedglucose < 8 mmol/l: 10-20% minder lang werkend analoog.
6. Indien > 20 mmol/l: 10-20% meer lang werkend analoog.
7. Bij reeds 2 maal daags insulineschema: overweeg over te zetten op 2 maal daags mixregime.

Laatste fase (pre)terminal, prognose enkele dagen
Streefwaarde: HbA1c niet langer relevant.
Bloedglucosewaarden: alleen bepalen bij twijfel over klinische klachten.
Bij bloedglucose > 20 mmol/l: 6 eenheden snelwerkend analoog insuline toedienen.[11]

1. Orale medicatie: alle orale medicatie staken.
2. Insuline: bij diabetes type 2 staken indien dagdosering niet hoger dan 40 eenheden.
3. Alle insulinedoseringsschema's overzetten op eenmaal daags lang werkend analoog (glargine/detemir) in de ochtend. Dosering bij aanvang maximaal 50-75% van de totale dagelijkse dosis insuline in oude schema.
   Indien bloedglucose < 8 mmol/l: 10-20% minder lang werkend analoog.
   Indien bloedglucose > 20 mmol/l; 10-20% meer lang werkend analoog.

* In de terminale fase is het moeilijk onderscheid te maken tussen een hypo- en een hyperglykemie.
* Gedure\nde coma/sedatie: overweeg of de vermindering in bewustzijn niet het gevolg is van een hypoglykemie. Indien de bewustzijnsvermindering irreversibel blijkt, staak dan alle medicatie (dus ook de insuline).

In de laatste weken tot dagen van het leven is er een verschil in de behandelnoodzaak bij diabetes type 1 en 2. Indien er sprake is van diabetes type 2 met alleen orale medicatie, dan kan deze gestaakt worden, omdat het behandeldoel gericht is op het voorkómen van complicaties op de lange termijn. Indien de type 2-diabeet tevens insuline gebruikt, en de insulinedosering onder de 40 eenheden blijft, dan kan deze (zeker wanneer patiënt niet of nauwelijks eet) gestaakt worden. Bij hogere doseringen insuline of bij type 1-diabetes kan de insuline niet gestaakt worden. Een type 1-diabeet zal altijd een insulinebehoefte (van 0,3-0,4 E/kg) behouden om een diabetische ketoacidose te voorkomen.[12]

Ook de gehanteerde bovengrens voor bloedglucosewaarden verandert gedurende het laatste levensjaar. Aan het begin van de palliatieve fase worden bloedglucosewaarden van 6-15 mmol/l geaccepteerd, in de (pre)terminale fase is een waarde rond de 20 mmol/l acceptabel. Deze bovengrens is theoretisch bepaald, omdat rond deze waarde het maximaal tubulair te filteren glucose bereikt is.[9,13,14] Bij hogere waarden zal de nier glucose uitscheiden en dreigt de hyperglykemie te ontstaan. In de laatste dagen kan men (indien geen anurie, wat veel voorkomt in de terminale fase) met behulp van een stick de urine controleren op glucose/ketonen voor een indicatie van de bloedglucose.

13.3.3   Aanpassing bloedglucoseverlagende middelen

Na het markeringsgesprek kan vaak besloten worden (een deel van) de orale medicatie te schrappen. Indien de orale medicatie wordt gewijzigd of gestaakt in het laatste levensjaar, is dit meestal vanwege een veranderende nier- of leverfunctie (tabel 13.1). Bij hogere doseringen insuline (meer dan 40 eenheden per dag) of bij type 1-diabetes kan de insuline niet gestaakt worden. Dan heeft het de voorkeur een zo eenvoudig mogelijk spuitschema na te streven, met bijvoorbeeld een- of tweemaal daags insuline. De dosering moet mogelijk aangepast worden bij een veranderd voedingspatroon (cave hypoglykemieën) en bij een verminderde klaring (< 15 ml/min).[15]

Tabel 13.1 Palliatieve fase: orale behandeling van diabetes. [8]

metformine	sulfonylureumde-rivaten	thiazolidinedionen	DPP-4-remmer	GLP-1-analogen
evalueer op klachten als misselijkheid, reflux, diarree, buikpijn	evalueer of intake-vermindering/ gewichtsverande-ring plaatsvindt	alleen gebruiken bij een expliciete indicatie voor thiazolidinedionen	verhoogde kans hypoglykemie in combinatie met sulfonylureumde-rivaten	
	evalueer of intake-vermindering/ gewichtsverande-ring plaatsvindt			
dosering aanpassen aan nierfunctie	verhoogde kans hypoglykemie in combinatie met DPP-4-remmer		dosering aanpas-sen aan lever-/ nierfunctie	stop bij buikpijn of verdenking pancreatitis
stop metformine als creatinine > 150 mmol/l of eGFR < 30 ml/l	dosering aanpassen aan lever-nierfunctie; gliclazide heeft voorkeur bij verminderde nierfunctie	niet gebruiken bij hartfalen of blaastumor	linagliptine bij matige nierfunctie	niet gebrui-ken bij hartfalen of verminderde nierfunctie

Veelvoorkomende problemen

In de palliatieve fase treedt vaak een verandering op in het voedingspatroon en de lichamelijke activiteit. De progressie van de ziekte en de medicatie die daarbij genomen wordt hebben invloed op het glucosemetabolisme. Verstoringen hiervan kunnen (vooral bij patiënten die insuline gebruiken) een hypo- of hyperglykemie veroorzaken. Enkele veelvoorkomende problemen bij diabetespatiënten in de laatste levensfase worden in deze paragraaf besproken.

13.3.4 Verminderde eetlust, slikproblemen en cachexie

Verminderde trek in eten (anorexie), waarbij gewichtsverlies en uiteindelijk cachexie ontstaat, komt veel voor in de palliatieve setting. Verminderde eetlust kan ook een bijwerking zijn van de orale diabetesmedicatie zoals metformine, SU-derivaten of de GLP-1-analogen.[16] Ook slikstoornissen kunnen beperkend werken op de voedselinname. Als de orale medicatie niet goed kan worden doorgeslikt, kan er (naast het staken van de orale medicatie) gekozen worden voor een andere toedieningsvorm; bijvoorbeeld metformine in poeder- of siroopvorm.

Een consult door een diëtist kan bijdragen aan een verandering in het voedingspatroon, door een meer calorierijke voeding te introduceren. Bij verminderde inname(momenten) kan calorierijke voeding wellicht ondervoeding, decubitus en cachexie voorkomen.[17,18] Indien insuline gebruikt wordt, moet de dosering aangepast worden aan de verandering in eetpatroon en -volume. De patiënt moet hierbij vaak de overstap maken van het gangbare diabetesdieet met caloriebeperking (en afvallen) naar een dieet met calorieverrijking en op peil houden van zijn gewicht.

13.3.5 Problemen door gebruik van corticosteroïden

In de laatste levensfase wordt regelmatig op indicatie gebruikgemaakt van corticosteroïden (ook hoge doseringen en langdurig gebruik). Corticosteroïden leiden tot een (verhoogde) ongevoeligheid voor insuline. De bloedglucosewaarden bij een patiënt met diabetes lopen met gemiddeld 6-10 mol/l extra op na een ochtenddosering corticosteroïd en een hogere dosering corticosteroïd resulteert in een sterkere verhoging van de bloedglucose.[19,20] Indien er sprake is van langdurig gebruik (weken) van een hoge dosering corticosteroïden, kan dit tot het ontstaan van een (steroïd)diabetes leiden. Uit onderzoek blijkt dat bij 20-30% van de gebruikers diabetes wordt geïnduceerd.[21] Bij deze nieuw geïnduceerde diabetes zal behandeling afhangen van de mate van ernst (hyperglykemieën) en het optreden van klinisch gerelateerde complicaties zoals wondinfecties/decubitus en (schimmel)infecties.

Indien eenmaal daags (in de ochtend) een corticosteroïd wordt gebruikt, leidt dit in de namiddag tot een stijging van de bloedglucose. Meerdere malen per dag verstrekken van corticosteroïden leidt tot meerdere malen een stijging van de bloedglucose. Met name bij kort werkende preparaten (insuline/gliclazide) dient men hiermee rekening te houden. De voorkeur gaat uit naar eenmaal daags corticosteroïd.[4]

Op basis van de huidige aanbevelingen kunnen er adviezen gegeven worden voor de behandeling met corticosteroïden in de preterminale fase gedurende een periode langer dan drie dagen (kader 2).[8,9] Voor alle groepen geldt dat enkele dagen na aanvang van de corticosteroïdbehandeling de bloedglucose voor het avondeten moet worden bepaald. Indien er geen afwijkende waarde is, hoeft meting uitsluitend bij klachten te worden herhaald. Bij de gegeven adviezen in kader 13.2 wordt uitgegaan van een eenmaal daagse dosering corticosteroïd. Indien er tweemaal daags gedoseerd wordt, is het prikken van een nuchter bloedglucose zinvol. Indien corticosteroïd over meerdere dagdoses verspreid wordt, dan dient men ook de gliclazide en insuline over twee dagdoses te verspreiden. Het is belangrijk hierbij eerst de ochtenddosering op te hogen, bij het ophogen van de avonddosis ontstaat het risico van een hypoglykemie in de nacht/vroege ochtend.

▶ **Kader 13.2 Behandeladviezen tijdens corticosteroïdgebruik**

1. Diabetes type 2 behandeld met metformine.
   Indien de bloedglucosewaarden > 15 mmol/l en klachten: voeg gliclazide 40 mg toe in de ochtend en hoog dit op totdat de bloedglucose voor het avondeten onder de 15 mmol/l is.
2. Diabetes type 2 behandeld met sulfonylureumderivaat (gliclazide).

Indien de bloedglucosewaarden > 15 mmol/l en klachten: verhoog de gliclazide totdat de bloedglucosewaarde voor het avondeten onder de 15 mmol/l is. Dit met een maximale dosering van 240 mg gliclazide. Indien maximale dosering: start 10 eenheden NPH-insuline bij het ontbijt, hoog dit stapsgewijs op met 2-4 eenheden tot de bloedglucosewaarde voor het avondeten onder de 15 mmol/l is.

3. Bij behandeling met insuline: eenmaal daags lang werkend analoog.
   Indien herhaalde bloedglucosewaarden voor het avondeten > 15 mmol/l (en klachten) en/of nuchter < 6 mmol/l: stop het lang werkende analoog en start met 10 eenheden NPH-insuline in de ochtend, hoog deze stapsgewijs op met 2-4 eenheden totdat de bloedglucosewaarde voor het avondeten onder de 15 mmol/l is.

4. Bij behandeling met insuline: tweemaal daags mixregime.
   Indien herhaalde bloedglucosewaarden > 15 mmol/l (en klachten): verhoog de ochtenddosismix.

5. Bij behandeling met insuline: viermaal daags basaal bolusregime.
   Bepaal enkele dagen na aanvang van corticosteroïdbehandeling de bloedglucose voor lunch en avondeten. Indien herhaalde bloedglucosewaarden > 15 mmol/l (en klachten): verhoog de dosis snelwerkende insuline bij ontbijt/lunch, totdat de bloedglucosewaarde voor het avondeten onder de 15 mmol/l is.

In het voorgaande wordt van een eenmaal daagse gift corticosteroïd uitgegaan.

13.3.6 Misselijkheid en braken, koorts

Koorts en braken, al dan niet veroorzaakt door chemotherapie, verhogen het risico op dehydratie, hyperglykemische ontregeling en diabetische ketoacidose. Bij zowel diabetes type 1 als 2 is het van belang de patiënt te blijven stimuleren de vochtintake te bewaken (minimaal 100 ml/uur, zo mogelijk bouillon).[22] Indien er sprake is van braken, wordt altijd een restdeel van het vocht niet uitgebraakt, waardoor dehydratie tegengegaan wordt. Indien de patiënt gebruikmaakt van metformine, is het zinnig deze te stoppen in een periode van koorts en/of braken. Continueren van de metformine verhoogt de kans op lactaatacidose. Het is raadzaam laagdrempelig het bloedglucose te bepalen in een periode van ziekte, zeker bij twijfel over de hydratiestatus.

Patiënten met diabetes type 1 (insulineafhankelijk; insulinetoediening moet worden gecontinueerd) lopen het risico een diabetische ketoacidose te ontwikkelen bij aanhoudende dehydratie. Hierbij kan men tijdig rehydreren (intraveneus vullen) overwegen bij aanhoudende ziekte en/of aangetoonde ketonen in bloed/urine.

13.3.7 Hyperglykemie

Een hyperglykemische ontregeling gaat gepaard met dorst, onrust, malaise en moeheid. Dit zijn beperkende factoren voor de kwaliteit van leven. De patiënt in de laatste levensfase heeft meerdere risicoverhogende factoren voor het ontwikkelen van hyperglykemie. Verhoogd bloedglucose treedt op bij veranderingen in het metabolisme door progressieve ziekte, metastasen in de lever, recidiverende infecties, veranderde voedingscondities en behandeling met corticosteroïden. Niet elke hyperglykemische toestand is duidelijk herkenbaar. Het is daarom zinvol actief te zoeken naar hyperglykemieën. Hyperglykemieën gaan gepaard met een verminderde weerstand en verstoorde wondheling.[23] De verminderde weerstand kan zich uiten in candida-infecties, bijvoorbeeld oro-oesofageaal (wat de intake beperkt). Een verstoorde wondheling uit zich onder meer in een verhoogd risico op decubitus. Moeheid door hyperglykemie is vaak moeilijk te onderscheiden van moeheid door voortgaande afbraak door ziekte of ouderdom. Polyurie kan zowel bij hyperglykemie als bij hypercalciëmie voorkomen en is op basis van klinische kenmerken lastig te onderscheiden. Incidenteel bloedglucosewaarden bepalen is zinvol om een polyurie ten gevolge van hyperglykemie te onderscheiden.

13.3.8   Diabetische ketoacidose

Bij diabetes type 1 kan een diabetische ketoacidose zich bij relatief lage bloedglucosewaarden (15-20 mmol/l) ontwikkelen. Klinische symptomen van ketoacidose zijn buikpijn en braken, een versnelde diepe regelmatige ademhaling en een acetongeur. Buikpijn en braken zijn klachten die veel voorkomen (ook buiten ketoacidose) in de palliatieve fase. Hyperventilatie om de acidose te corrigeren kan verward worden met benauwdheid als gevolg van progressieve pulmonale oorzaken. Bloedglucosecontrole kan helpen bij de diagnostiek.

13.3.9   Hypoglykemie

Een hypoglykemie kenmerkt zich door een bloedglucose < 4,0 mmol/l en klinische symptomen. De symptomen/kenmerken van een hypoglykemie zijn: hongergevoel, zweten, bleke gelaatskleur, palpitaties, gejaagdheid, tintelingen in de lippen, gevoelens van zwakte, onmacht en duizeligheid, verwardheid, concentratiestoornis en gedaald bewustzijn.

Alle diabetespatiënten met bloedglucoseverlagende middelen (insuline, SU-derivaten, etc.) lopen een risico op het ontwikkelen van een hypoglykemie. Het risico op een hypoglykemie is verhoogd bij verminderde voedselinname/gewichtsverlies/anorexie, nier- en leverfunctiestoornissen. Een complicerende factor in de palliatieve fase kan zijn dat door de cachexie de glycogeenvoorraad (lever) uitgeput is, waardoor geen respons op glucagon plaatsvindt.[8] Indien dit probleem zich voordoet, zal afhankelijk van de klinische conditie moeten worden afgewogen of er door middel van een glucose-infuus weer een voldoende bloedglucosespiegel bewerkstelligd moet worden, of dat de hypoglykemie over zal gaan in het uiteindelijke sterfproces. Optredende verwardheid door hypoglykemie heeft veel klinische overeenkomst met verwardheid bij (diepe) dementie en/of het delier, dat ook veel voorkomt in de terminale fase.[24]

13.4 Conclusie

Als een patiënt met diabetes mellitus het laatste levenspad op gaat, heeft dit consequenties voor de benadering en behandeling van de diabetes. Er vindt een omslagpunt plaats van altijd strak ingesteld moeten zijn om complicaties op langere termijn te voorkomen naar een beleid met bredere marges tot uiteindelijk (bijna) geen behandeling meer. Goede communicatie met andere zorgverleners is hierbij essentieel.

Zowel voor therapie met orale medicatie als met insuline dient men te beseffen dat in de laatste levensfase meer algemeen voorkomende klinische problemen (zoals moeheid, misselijkheid, veranderd bewustzijn) een uiting kunnen zijn van hypo-/hyperglykemie. Een incidentele bepaling van het bloedglucose (voor het avondeten) en zeker bij klachten is daarom aanbevolen.

Patiënten met diabetes mellitus type 1 blijven insulineafhankelijk; om de belasting van de behandeling te minimaliseren, kan getracht worden hen over te zetten op een eenmaal daags regime. Patiënten met type 2-diabetes met een orale behandeling of een dosering van insuline van minder dan 40 eenheden per dag, kunnen bij het voortgaan van de palliatieve stadia toenemend minder medicatie gaan gebruiken.

Corticosteroïdgebruik kan bestaande diabetes ontregelen. Men dient hierop alert te zijn en mogelijk de frequentie van de bloedglucosebepaling (in de middag) te intensiveren. Hoge en langdurige doseringen van corticosteroïden kunnen ook een nieuwe diabetes induceren. Indien er geen klinische klachten (bij hypo-/hyperglykemie) zijn, is behandeling niet noodzakelijk.

Bij twijfel of minder ervaring met diabetespatiënten in de palliatieve fase is het altijd raadzaam zich te laten ondersteunen door een consulent palliatieve zorg.

Met dank aan Florien van Heest, Paul Cost Budde, Hans Gerritsen, Roelf Sikkema en Joke Schmitz voor hun waardevolle commentaar bij het reviseren.

Literatuur

1. Glare P, Virik K, Jones M, Hudson M, Eychmuller S, Simes J, et al. A systematic review of physicians' survival predictions in terminally ill cancer patients. BMJ 2003 Jul 26;327(7408):195-8.
2. http://www.who.int/cancer/palliative/definition/en/ (geraadpleegd november 2013).
3. https://www.nhg.org/themas/artikelen/nhg-standpunt-huisarts-en-palliatieve-zorg-december-2009 (geraadpleegd november 2013).
4. Ford-Dunn S, Smith A, Quin J. Management of diabetes during the last days of life: attitudes of consultant diabetologists and consultant palliative care physicians in the UK. Palliat Med 2006;20(3):197-203.
5. Quinn K, Hudson P, Dunning T. Diabetes management in patients receiving palliative care. J Pain Symptom Managem 2006 Sep;32(3):275-86.
6. McCoubrie R, Jeffrey D, Paton C, Dawes L. Managing diabetes mellitus in patients with advanced cancer: a case note audit and guidelines. Eur J Cancer Care (Engl) 2005 Jul;14(3):244-8.
7. http://www.verenso.nl/wat-doen-wij/vakinhoudelijke-producten/richtlijnen/diabetes/ (geraadpleegd november 2013).

8. http://www.diabetes.org.uk/About_us/What-we-say/Improving-diabetes-healthcare/End-of-Life-Care/ (geraadpleegd november 2013).
9. Verhoeven S, Kleefstra N, Bilo HJG, Houweling ST. Diabeteszorg aan het eind van het leven; een handleiding voor de praktijk. Sleeuwijk: Stichting Langerhans, 2013.
10. Lynn J, Adamson DM. Living well at the end of life. RAND Corporation, 2003.
11. Houweling ST, Timmerman GJ, Hoogstraten MF, Ubink-Veltmaat LJ, Verhoeven S, Bilo HJ. Aanbevelingen voor het instellen en aanpassen van insulinetherapie bij diabetes mellitus type 2. Ned Tijdschr Geneeskd 2002;146:1823–7.
12. Poulson J. The management of diabetes in patients with advanced cancer. J Pain Symptom Managem 1997 Jun;13(6):339-46.
13. Triplitt CL. Understanding the kidneys' role in blood glucose regulation. Am J Manag Care 2012 Jan;18(1 Suppl):S11–6.
14. Marsenic O. Glucose control by the kidney: an emerging target in diabetes. Am J Kidney Disease 2009;53(5):875-83.
15. http://www.fk.cvz.nl/preparaatteksten/i/insuline%20glargine.asp#dosering (geraadpleegd november 2013).
16. http://www.fk.cvz.nl/preparaatteksten/m/metformine.asp (geraadpleegd november 2013).
17. http://www.pallialine.nl/voedings-en-dieetbehandeling (geraadpleegd november 2013).
18. http://www.pallialine.nl/decubitus (geraadpleegd november 2013).
19. Burt MG, Roberts GW, Aguilar-Loza NR, Frith P, Stranks SN. Continuous monitoring of circadian glycemic patterns in patients receiving prednisolone for COPD. J Clin Endocrinol Metab 2011 Jun;96(6):1789-96. doi: 10.1210/jc.2010-2729.
20. Mathiesen ER, Christensen AB, Hellmuth E, Hornnes P, Stage E, Damm P. Insulin dose during glucocorticoid treatment for fetal lung maturation in diabetic pregnancy: test of an algorithm [correction of analgoritm]. Acta Obstet Gynecol Scand 2002 Sep;81(9):835-9
21. Pilkey J, Streeter L, Beel A, Hiebert T, Li X. Corticosteroid-induced diabetes in palliative care. J Palliat Med 2012 Jun;15(6):681-9. doi: 10.1089/jpm.2011.0513.
22. https://www.nhg.org/standaarden/samenvatting/diabetes-mellitus-type-2 (geraadpleegd november 2013).
23. Magee MH, Blum RA, Lates CD, Jusko WJ. Pharmacokinetic/pharmacodynamic model for prednisolone inhibition of whole blood lymphocyte proliferation. Br J Clin Pharmacol 2002 May;53(5):474-84.
24. http://www.oncoline.nl/delier (geraadpleegd november 2013).

Hoofdstuk 14
'Kleine' grote lasten in de palliatieve fase: jeuk, zweten, cachexie

Marjo J.M.P. van Bommel

Samenvatting Jeuk komt in de palliatieve fase regelmatig voor bij patiënten met cholestase of als paraneoplastisch verschijnsel. Deze laatste (neurogene) jeuk wijst op een disbalans van neurotransmittoren in de achterhoorn en kan op dat niveau medicamenteus worden aangepakt.

14.1 Jeuk

14.1.1 Inleiding

Jeuk komt in de palliatieve fase regelmatig voor bij patiënten met cholestase of als paraneoplastisch verschijnsel. Deze laatste (neurogene) jeuk wijst op een disbalans van neurotransmittoren in de achterhoorn en kan op dat niveau medicamenteus worden aangepakt.

Onder jeuk wordt een onplezierig gevoel verstaan dat aanzet tot krabben. Bij *primaire* of *idiopathische* jeuk is er sprake van jeuk zonder aanwijsbare oorzaak. Bij *secundaire* jeuk treedt jeuk op als gevolg van een dermatologische of niet-dermatologische aandoening. Jeuk is net als pijn mede afhankelijk van emotionele factoren.

---

huisarts te Vught

M.J.M.P. van Bommel (✉)
UMC St. Radboud, Nijmegen, The Netherlands

© 2014 Bohn Stafleu van Loghum, onderdeel van Springer Media BV
A.J. Berendsen, F.M. van Soest (Red.), *Inzichten in de palliatieve zorg*,
DOI 10.1007/978-90-368-0826-2_14

Meneer Ictus is 57 jaar en is in de laatste fase van zijn naar longen en lever gemetastaseerd coloncarcinoom. Er was geen reactie op chemotherapie. Zijn vrouw belt u, haar man slaapt 's nachts niet van de jeuk, en is daardoor overdag zeer vermoeid. Hij is niet cachectisch, eet en drinkt nog met smaak, maar is wel erg bang voor wat komen gaat. Hij gebruikt 2 maal daags morfine retard waarmee de leverkapselpijn goed onder controle is.

14.1.2 Voorkomen

Een droge huid, medicamenten (allergieën, neuropathieën bij chemotherapie, leverdisfunctie, opioïden), cholestase (stuwingsicterus) en paraneoplastische jeuk zijn de meest voorkomende oorzaken van jeuk bij patiënten in de palliatieve fase. Zo komt jeuk voor bij 10% van de patiënten met kanker in de palliatieve fase, met name bij patiënten met hematologische aandoeningen (bij 50% van patiënten met polycythaemia vera, bij 30% van de patiënten met Hodgkin) en minder vaak bij solide tumoren. Hierbij kunnen de jeukklachten vele maanden of zelfs jaren voor de diagnose van de ziekte beginnen.

Verder wordt jeuk vooral gezien bij patiënten met cholestase (bijv. bij levercirrose) en patiënten met een chronische nierinsufficiëntie.

14.1.3 Mechanismen

Net als bij pijn wordt de jeukprikkel vanuit perifere receptoren door C-vezels via de achterhoornsynaps contralateraal doorgegeven via de tractus spinothalamicus anterior naar de thalamus en de cortex (opstijgende route). Een deel van deze opstijgende neuronen wordt geactiveerd door histamine. Er bestaat echter ook een niet-histamine afhankelijk mechanisme voor jeuk. Deze jeuk ontstaat in het zenuwstelsel zelf en verloopt meer via de afdalende of modulerende banen dan via de perifere banen. Hierbij zijn vooral endogene opioïden en serotonine betrokken als neurotransmitters. Jeuk bij systemische aandoeningen, ook wel neurogene of psychogene jeuk genoemd, wordt veroorzaakt door een disbalans tussen deze neurotransmitters, maar zonder toedoen van histamine.

14.1.4 Anamnese en lichamelijk onderzoek

Van belang is te vragen naar lokalisatie, effecten op slaap, ontstaanswijze, huid-verzorging, welke maatregelen hebben effect en of andere factoren een rol spelen. Uiteraard dient men de huid te inspecteren, lymfeklieren en lever te palperen naast aanvullend bloedonderzoek waar nodig: leukocytentelling plus differentiatie, lever-en nierfunctie. Natuurlijk zijn ook de gegevens over de oorzakelijke ziekte en het medicatiegebruik noodzakelijk.

14.1.5 Beleid

Afhankelijk van het moment, kan men in overleg met patiënt nog besluiten de on-derliggende oorzaak specialistisch te laten behandelen, bijvoorbeeld opheffen van de cholestase door stenting of chemotherapie bij maligne lymfomen. Ook het her-overwegen van medicatie is van belang. Goede huidverzorging is belangrijk, vooral omdat een droge huid nogal eens voorkomt.

Systemische behandeling (met name bij systemische en neurologische jeuk)

1. Stuwingsicterus leidt tot neurogene jeuk die voornamelijk ontstaat door te veel opioïderge activiteit of juist door gebrek aan centrale serotoninerge remming. Om die redenen is gebruik mogelijk van opioïdantagonisten zoals naloxon of naltrexon in lage dosis of van SSRI's.
De startdosis van naltrexon is 1 dd 12,5 mg, eventueel op te hogen tot 3 dd 50 mg. Bij gelijktijdig opioïdgebruik als pijnstilling dient ter preventie van onttrek-kingsverschijnselen een voorbehandeling met naloxon subcutaan 0,2-0,4 mg/24 u tot 1 mg/24 uur plaats te vinden.
2. De resultaten bij gebruik van serotonineantagonisten (ondansetron), SSRI's (paroxetine 1 dd 20 mg) en mirtazepine zijn wisselend, maar de moeite van het proberen waard.
Bij neurogene jeuk door spinaal gebruik van opioïden is ondansetron 2 dd 8 mg wel effectief gebleken.
3. Bij neurogene jeuk als paraneoplastisch verschijnsel zijn paroxetine en sertraline effectief gebleken. Bij onvoldoende effect kan aan paroxetine mirtazepine wor-den toegevoegd 1 dd 15-30 mg.
4. Bij neurogene jeuk ten gevolge van de ziekte van Hodgkin is 4 dd 200-400 mg cimetidine effectief gebleken, naast behandeling met prednison, dat evenwel veel bijwerkingen geeft.
5. Jeuk op basis van allergie: antiallergica en prednison.

14.2   Zweten

In de palliatieve fase van zowel prostaat- als mammacarcinoom alsook bij maligne lymfomen wordt de nachtrust nogal eens verstoord door nachtelijke zweetaanvallen.

14.2.1   Inleiding

Onder zweten oftewel transpireren wordt verstaan het verlies van vocht via de huid. Normaal treedt verlies van ongeveer 500-750 ml vocht per dag op via de huid en de ademhaling. Bij verstoring van de fysiologie kan dit oplopen tot meerdere liters per dag (*hyperhidrosis*), vooral in de avonduren en 's nachts (nachtzweten). Zweten kan in aanvallen optreden bij opvliegers (hot flushes of flashes), die hormonaal gerelateerd zijn.

In sommige gevallen kan er ook sprake zijn van gelokaliseerde hyperhidrosis als 'normale' variant (m.n. van handen, voeten en/of oksels) of als reactie op *anhydrosis* (ontbreken van zweetproductie) in andere gebieden, bijvoorbeeld door uitval van het sympathisch zenuwstelsel.

> Meneer Hidros is 76 jaar en woont met zijn vrouw zelfstandig. Zo'n 15 maanden eerder is een gemetastaseerd coloncarcinoom ontdekt, waarvoor hij palliatieve chemotherapie ontving.
> Hij gebruikt 2 dd morfine retard vanwege buikpijn met daarbij laxantia. De laatste 2 weken moet hij 's nachts regelmatig zijn bed uit om zijn pyama te verschonen, terwijl zijn vrouw intussen de lakens verschoont. Beide echtelieden zijn doodmoe.

14.2.2   Voorkomen

Hyperhidrosis komt voor bij 14-28% van de patiënten met kanker in de palliatieve fase. Er zijn geen gegevens bekend over de prevalentie ervan bij andere ziekten. Overmatig zweten is zeer onplezierig voor de patiënt en intieme naasten en kan de nachtrust verstoren. Het kan leiden tot uitdroging.

14.2.3   Mechanismen

Bij hyperhidrosis spelen met name twee soorten eccriene zweetklieren een rol. De eerste soort bevindt zich in de huid van handpalmen, voetzolen en oksels. De zweetproductie in deze *klieren* wordt gestimuleerd door stress en emoties. Deze zweetklieren worden geïnnerveerd door het sympathisch zenuwstelsel.

De tweede soort bevindt zich in andere gedeelten van de huid en dient om warmte kwijt te raken en om de lichaamstemperatuur op peil te houden. Deze zweetklieren worden cholinerg geïnnerveerd.

Zweten kan optreden als reactie op inspanning, warmte of koorts, maar ook zonder dat er sprake is van een verhoogde inwendige of uitwendige temperatuur, bijvoorbeeld door stress, slaapgebrek, pijn, verhoging van de serumosmolariteit, medicamenten, alcoholgebruik of endocriene veranderingen, zoals een te lage bloedsuiker (hypoglykemie) of een tekort aan mannelijke of vrouwelijke geslachtshormonen. Het is vaak iatrogeen.

Typisch voor de palliatieve fase is dat het zweten met name 's nachts optreedt, excessief is en niet gerelateerd is aan de temperatuursregulatie. Bij maligne lymfomen komt nachtzweten frequent voor, maar ook bij solide gemetastaseerde tumoren.

14.2.4   Anamnese en lichamelijk onderzoek

Voor de palliatieve fase is het van belang te weten of er sprake is van koorts, medicatiegebruik in de zin van hormonale therapie, alcoholgebruik en comorbiditeit zoals diabetes. Invloed hiervan op het slaappatroon en meespelende angsten dienen besproken te worden. Ook nachtelijke pijn moet worden nagevraagd.

Bij koorts zoekt men naar een infectiehaard of metastases van de primaire tumor en naar tekenen van dehydratie, ook let men op de conditie van de huid.

Zo nodig vindt aanvullend labonderzoek plaats om infectie of hypoglykemie op te sporen of stoornissen in de elektrolytbalans.

14.2.5   Beleid

Afhankelijk van het moment kan men in overleg met de patiënt nog besluiten de onderliggende oorzaak te behandelen door middel van verwijzing, bijvoorbeeld chemotherapie bij maligne lymfomen.

Bij infecties wordt er na overleg met de patiënt behandeld met antibiotische therapie, bij koorts met paracetamol en bij hypoglykemie met aanpassing van de glucoseregulatie.

Angst en pijn dienen adequaat te worden behandeld.

Om smetten van de huid te voorkomen, zijn een goede huidverzorging en aangepaste katoenen vochtopnemende kleding van belang; evenals voldoende vochtintake.

Bespreek het gebruik van alcohol. Een eventueel gebruikte fentanylpleister kan loslaten: overweeg dan opioïdrotatie.

In geval van antihormonale therapie bij vrouwen met borstkanker en mannen met prostaatkanker kan men gebruiken: clonidine 2 dd 0,050-0,075 mg of progestativa, bijvoorbeeld medroxyprogesteron 1 dd 5-10 mg p.o., venlafaxine 1 dd 37,5-75 mg p.o.; SSRI's: sertraline 1 dd 50 mg p.o., paroxetine 1 dd 10 mg p.o., citalopram 1 dd 20 mg p.o., gabapentine 3 dd 300 mg p.o. Het effect ziet men na enkele dagen tot twee weken; dat wil zeggen, dat er een afname van de frequentie van zweetaanvallen optreedt.

Bij gegeneraliseerde hyperhidrosis zet men in op anticholinerge effecten: biperideen 1 dd 2-8 mg p.o., dexetimide 1 dd 0,5-1 mg p.o., oxybutynine 3 dd 2,5-5 mg p.o., scopolaminepleister (om de 3 dagen verwisselen), scopolaminebutyl 40-120 mg/24 uur s.c. Cave droge mond.

Op basis van ervaring lijkt er plaats voor cimetidine 2 dd 400-800 mg p.o. of dexamethason 1 dd 4-8 mg p.o./s.c.

Indien stress en emoties een belangrijke rol spelen (handen, voeten, oksels), kan propranolol 3 dd 10-20 mg p.o. worden overwogen.

14.3 Cachexie

14.3.1 Inleiding

Cachexie is ongewild gewichtsverlies. Hierbij treedt naast verlies van vetmassa vooral verlies van spiermassa op als uiting van een toegenomen katabole stofwisseling. Dit alles niet alleen ten gevolge van een maligne ziekte, maar ook bij terminale COPD en hartfalen. Het treedt vaak in combinatie op met anorexie, als teken van een chronische inflammatiereactie. Soms is er juist overgewicht, terwijl er wel verlies van spiermassa en anorexie zijn.

14.3.2 Voorkomen

Het voorkomen van anorexie en/of gewichtsverlies is afhankelijk van de aard en het stadium van de ziekte. Het anorexie-cachexiesyndroom komt voor bij 35% van de patiënten met hiv/aids en bij 20% van de patiënten met COPD en hartfalen, vooral in vergevorderde stadia van de ziekte. Bij 15-40% van alle patiënten met kanker is er sprake van anorexie en/of gewichtsverlies in een vroeg stadium, met name bij patiënten met een bronchus-, maag- of pancreascarcinoom. Dit kan oplopen tot 85% kort voor het overlijden.

14.3.3 Mechanismen

Bij het anorexie-cachexiesyndroom kunnen al vroeg in het verloop van de ziekte metabole stoornissen ontstaan die voorafgaan aan de klinische manifestaties van cachexie (precachexie). Er treden veranderingen op in koolhydraat-, vet- en eiwitmetabolisme die fundamenteel verschillen van de gevolgen van een verminderde inname van voedingsstoffen.

Vetafbraak (lipolyse) speelt in beide gevallen een rol. Bij het anorexie-cachexiesyndroom is er daarnaast sprake van verhoogde eiwitafbraak, met name in de spieren.

Het anorexie-cachexiesyndroom wordt beschouwd als een chronisch ontstekingsproces (sommigen zeggen dat de CRP-waarde een maat is, hoe hoger des te ongunstiger voor de prognose), waarbij verhoogde productie van cytokinen een belangrijke rol speelt. *Cytokinen* (TNF-α, interleukine-1 (IL-1), interleukine-6 (IL-6) en interferon-gamma) zijn intracellulaire eiwitten, die een belangrijk regulerende rol spelen bij alle processen in de cel. Bij een teveel kunnen zij leiden tot asthenie en zij spelen mogelijk ook een rol bij het optreden van snelle verzadiging als gevolg van een gastroparese en bij depressie. Dus behalve gewichtsverlies is er verlies van conditie, waardoor men geneigd is te rusten. Weinig bewegen leidt tot nog meer spieratrofie.

> **Bewegen:**
> Spieren blijven alleen in conditie als ze voldoende bewegen. Als door spierafbraak en weinig bewegen de spierkracht te laag is, worden dagelijkse bezigheden zoals (trap) lopen, een blik of fles openen, hurken of uit de stoel opstaan steeds moeilijker. Bij ernstige vermoeidheid krijgt patiënt vaak het advies rust te nemen. Door alleen te rusten wordt het probleem echter erger. Voor spieropbouw of spierbehoud is het niet nodig om een grote sportprestatie neer te zetten. Dagelijks een eindje wandelen of fietsen draagt al bij aan spierbehoud. Ook kleine klusjes in en om huis en tuin zijn goede activiteiten. Dat kan in het begin veel moeite kosten, maar kan op den duur gemakkelijker gaan.

14.3.4   Anamnese en lichamelijk onderzoek

Het is belangrijk dat er een goede voedingsanamnese wordt afgenomen (diëtiste) naast een inventarisatie van wat voeding voor de patiënt betekent in psychosociaal opzicht.

Men vraagt na wat voor de patiënt 'normaal bewegen' is.

Bij veel patiënten en hun naasten is het 'uitmergelen' of 'wegteren' een groot schrikbeeld, dat veel psychisch leed veroorzaakt. Uiteraard wordt aandacht besteed aan het gewicht en of er belemmerende factoren zijn om te eten dan wel te bewegen die samenhangen met de oorspronkelijke ziekte: misselijkheid en braken, stomatitis, dyspneu en pijn.

Bij labonderzoek zou men de CRP-waarde kunnen laten bepalen.

14.3.5   Beleid

Over voeding In principe heeft een mens voeding nodig die voldoende en gevarieerd is. Daarover bestaan veel misverstanden. Het wil zeggen het dagelijks gebruik, en bij voorkeur bij iedere maaltijd, van een portie vlees, vis, kip, kaas, vleeswaar of ei en royaal gebruik van zuivel zoals (chocolade)melk, karnemelk, yoghurt, vla, kwark of pap. Ook een portie groente en een paar stuks fruit zijn dagelijks nodig. Brood, aardappelen, rijst of pasta worden naar behoefte genuttigd en om voldoende vet binnen te krijgen wordt boter, margarine of olie bij de maaltijden gebruikt. Dit levert samen een goede basis, waarvan aanvulling met producten naar eigen smaak en voorkeur mogelijk is. Variatie is heel belangrijk. Verandering van spijs doet immers eten en door te variëren is het gemakkelijker alle voedingsstoffen binnen te krijgen. Om goed te eten is het niet nodig speciale biologisch geteelde producten te gebruiken. Er is echter ook niets op tegen, als dat de voorkeur heeft.

Het is erg belangrijk samen met de patiënt en niet te vergeten diens naasten behandeldoelen vast te stellen ten aanzien van eten, dieetmiddelen en het nut van een goede balans tussen rust en bewegen. Vaak is er onbedoeld strijd over eten en rusten. Eten en leven vallen immers samen: uitleg kan vaak veel begrip en ontspanning brengen. Indien mogelijk is behandelen van de onderliggende ziekte de eerste keuze.

Voedingsinterventies hangen af van levensverwachting en behandeldoel en dienen samen te gaan met bewegingsadviezen. Er zijn ter zake kundige diëtisten en fysiotherapeuten.

Sondevoeding komt in aanmerking bij een ruime levensverwachting van maanden, met name bij slik- of passagestoornissen hoog in de tractus digestivus. Er dient altijd goede verzorging van mond en gebit plaats te vinden.

Medicamenteus De oorzaken van verminderde eetlust en voedselintake worden behandeld.

Misselijkheid en braken al dan niet met gastroparese: metoclopramide 3-4 dd 10-20 mg p.o. of 20-40 mg supp. is nog steeds het middel van eerste keuze.

Stomatitis, pijn, dyspneu, depressie en angst krijgen een adequate behandeling.

Indien metabole stoornissen een belangrijke rol spelen, valt het volgende te overwegen:

1. bij een levensverwachting van enkele maanden of langer: megestrol 1 dd 480-800 mg (invloed op anorexie en gewichtsverlies), in combinatie met adequate voeding;
2. bij een levensverwachting van enkele weken: dexamethason 1 dd 4-8 mg (invloed op anorexie, niet op gewichtsverlies).

Literatuur

1. www.pallialine.nl.
2. IKZ patiëntinformatiefolder over cachexie. http://www.ikz.nl/bibliotheek/index.php?id=3784
3. www.ikz.nl/bibliotheek/index.php?id=3784.

Hoofdstuk 15
Schokbrekers in de communicatie met patiënten en hun naasten in de palliatieve fase

C. de Jong en L. G. van Weezel

Samenvatting In dit hoofdstuk worden vier vaardigheden of 'schokbrekers' besproken, die de huisarts helpen in gesprek te komen met patiënten over hun naderend levenseinde en de invulling van de palliatieve zorg. De betekenis van deze schokbrekers wordt toegelicht vanuit de hechtingstheorie en het Window of Tolerance.

'Ik geef het nog lang niet op, dokter!' Zijn stem klinkt schril. Op het spreekuur van de huisarts zit Maarten Ploegsma, een 48-jarige gescheiden vader van twee zoons van 12 en 15 jaar. Een jaar geleden verwees de huisarts hem naar het ziekenhuis naar aanleiding van aanhoudende heftige buikpijn. Uit het onderzoek kwam naar voren dat hij een inoperabel coloncarcinoom had met metastasen in de lever. In de periode die volgde, stelde de oncoloog voor te starten met palliatieve chemotherapie, erop gericht de tumorgroei af te remmen. Meneer Ploegsma verdroeg de kuren goed. Hoewel hij wist dat de chemotherapie niet curatief in opzet was, hoopte hij toch, gesterkt door zijn blijvend redelijke conditie, dat de behandeling de tumor kon genezen. Twee maanden geleden bleek de tumor verder te zijn uitgezaaid, nu ook naar de longen. De oncoloog stelde voor te starten met een andere chemokuur en na twee keer te kijken of deze zou aanslaan. Hoewel veel zieker van de kuren, greep meneer Ploegsma het aanbod met beide handen aan, opgelucht dat er 'nog iets te doen' was. De huisarts volgde hem in deze periode op de achtergrond, omdat patiënt de oncoloog als zijn belangrijkste aanspreekpunt ervoer.

vrijgevestigd psycholoog-psychotherapeut te Amsterdam; naast eigen praktijk verbonden aan het Amsterdams Instituut voor Gezins- en Relatietherapie; trainer in bijscholing op het gebied van de communicatie met oncologische patiënten

psychiater en psychotherapeut; werkzaam bij het Nederlands Kanker Instituut – Antoni van Leeuwenhoek Ziekenhuis; verbonden aan het Amsterdams Instituut voor Gezins- en Relatietherapie

C. de Jong(✉) · L. G. van Weezel
UMC St. Radboud, Nijmegen, The Netherlands

© 2014 Bohn Stafleu van Loghum, onderdeel van Springer Media BV
A.J. Berendsen, F.M. van Soest (Red.), *Inzichten in de palliatieve zorg,*
DOI 10.1007/978-90-368-0826-2_15

De afspraak die patiënt nu heeft gemaakt is bedoeld om ook met de huisarts zijn huidige situatie te bespreken. Op de laatste CT-scan bleken de tumoren weer verder gegroeid. De oncoloog stelde voor te stoppen met de kuren en, mede omdat de conditie van de patiënt is verslechterd, af te zien van verdere systemische behandeling. Hij heeft hem verwezen naar de huisarts.

Bij de heer Ploegsma is dit bericht als een bom ingeslagen. Hij is woedend. Hoe kan de oncoloog de handdoek zo in de ring gooien? Er zijn toch vast nog andere behandelingsmogelijkheden? Hoewel sterk vermagerd en wat benauwd, voelt hij zich nog veel te goed om nu al het hoofd in de schoot te leggen. De heftigheid van zijn reactie en het dringend appel overvallen de huisarts. Hoewel de heer Ploegsma al lang in de praktijk is ingeschreven, kent hij de man nauwelijks. Hoe kan hij deze man helpen de realiteit van zijn naderend levenseinde onder ogen te zien?

15.1 Spreken over het levenseinde

Het is voor huisartsen soms moeilijk om met patiënten in gesprek te komen over het naderende levenseinde. De confrontatie met het voortschrijden van de ziekte roept bij patiënten hoop en vrees op. Vooral met patiënten als meneer Ploegsma, die blijven hopen op medische behandelingen die hun ziekte een halt kunnen toeroepen, is het moeilijk de realiteit van hun situatie en de omslag naar palliatieve zorg te bespreken.

In haar al wat oudere onderzoek onder longkankerpatiënten signaleert The hoe moeilijk het is voor patiënten en hun behandelend artsen het levenseinde te bespreken.[1] Ondanks de slechte prognose die deze patiëntengroep heeft, blijkt in de gesprekken tussen patiënt en arts de hoop op de voorgrond te staan. De realiteit van en de vrees voor het naderende levenseinde komen nauwelijks aan bod. De arts vermeldt het langetermijnperspectief (het totale ziekteverloop en de infauste prognose) bij de diagnose en als sprake is van een recidief. In deze gesprekken wordt echter snel overgestapt op het bespreken van de mogelijkheden en kansen van een behandeling. Bij de tussentijdse controles gaat de aandacht voornamelijk uit naar de *korte* termijn en het vooruitzicht van de volgende kuur. Het taalgebruik is vaak optimistisch getint ('de uitslag van het bloed is goed, de kuur is aangeslagen, we gaan voor de volgende behandeling'). Ook patiënten willen niets liever dan hoopvolle informatie horen van hun arts. Ze grijpen het houvast van een behandeling met beide handen aan. Vooral als hun fysieke conditie nog redelijk is, is een slechte prognose extra moeilijk te bevatten. The concludeert dat onze cultuur vooral een cultuur van *herstel* is. Voor het bespreken van de vrees bestaat (nog) geen adequate taal.

Keirse verbindt deze bevinding aan de vlucht die de medische wetenschap in onze westerse samenleving heeft genomen.[2] Mensen worden steeds ouder en dankzij de medische mogelijkheden kunnen aandoeningen die voorheen al snel tot de dood leidden, nu vaak langdurig worden behandeld. Het onder ogen zien van onze sterfelijkheid is daarmee grotendeels uit ons leven gebannen.

Wij menen dat, ondanks deze verschuivingen, de confrontatie met ons levenseinde nooit goed te verdragen zal zijn. Vos concludeert dat ontkenning als copingstrategie een beschermende functie heeft. In haar studie onderzocht zij het effect van ontkenning op de kwaliteit van leven bij longkankerpatiënten.[3] Patiënten die hun ziekte matig of toenemend wisten te ontkennen, bleken minder lichamelijke klachten (zoals moeheid, misselijkheid en braken) en een betere kwaliteit van leven te ervaren dan patiënten met een laag niveau van ontkenning. Medische behandelaars kunnen patiënten steunen door respect te hebben voor de ontkenning en met hen te bespreken wat zij over hun ziekte en behandeling willen horen.

Slort e.a. bevelen de huisarts op grond van hun bevindingen de 'AAA-checklist' aan voor de palliatieve fase: de huisarts is *a*anwezig, maakt ruimte om *a*ctuele onderwerpen te bespreken en *a*nticipeert proactief op diverse scenario's.[4]

Om in gesprek te komen met patiënten in deze fase is het belangrijk een taal te vinden die enerzijds respectvol omgaat met hun hoopvolle verwachtingen, en anderzijds ruimte biedt om het toekomstperspectief te bespreken.

15.2 Overgangen in het ziekteproces

Om contact te maken met meneer Ploegsma is het zinvol zijn reactie eerst in de context van zijn situatie te bekijken. Vaak zien we hoe patiënten en hun naasten vooral tijdens de *overgangen* tussen de verschillende fasen van de ziekte emotioneel ontregelen. Ook bij meneer Ploegsma is dat nu het geval. In het ziekteproces van kanker zijn doorgaans vier fasen herkenbaar: 1) een acute fase, waarin na een eerste vermoeden op kanker diagnostiek plaatsvindt en waar mogelijk (een in opzet curatieve) behandeling plaatsvindt; 2) een chronische fase, die intreedt als de behandelingen zijn afgerond en 3) een palliatieve fase, waarin behandeling aangeboden kan worden gericht op het afremmen van de kanker en het verminderen van de symptomen. Als deze geen meerwaarde meer biedt, treedt een vierde fase in met een palliatief beleid, uitsluitend gericht op de symptomen ten gevolge van de voortschrijdende ziekte.

Zoals het voorbeeld illustreert, is deze overgang voor veel patiënten een moeilijk moment. De angst om de tumor niet meer actief te bestrijden is vaak groot. De gekoesterde hoop op lange overleving moet plaatsmaken voor een oriëntatie op de laatste levensfase. Dit roept heftige reacties op, die we kunnen opvatten als 'rouw'reacties: angst, ongeloof, ontkenning, boosheid of zelfverwijt ('had ik maar niet.., dan…'), onderhandelen (d.w.z. zoeken naar andere hoopgevende alternatieven), of een depressieve reactie. Het zijn normale reacties, die patiënten en naasten doormaken in de aanpassing aan de nieuwe situatie. Copingstrategieën die in een eerdere fase functioneel waren, kunnen in de nieuwe fase niet meer adequaat zijn. Bij meneer Ploegsma zien we hoe hij zich, bij het doormaken van deze overgang, vastgrijpt aan het houvast van actief (be)handelen.

Overigens vinden veel medisch specialisten het vaak lastig de overgang naar een symptoomgericht palliatief beleid te bespreken. Uit onderzoek blijkt dat een dergelijk beleid van 'waakzaam afwachten' niet als een gelijkwaardig alternatief van systemische behandelingen wordt ervaren, ook al leveren deze geen meerwaarde meer op.[5] Als de medisch specialist bij het staken van de systemische behandeling het gevoel heeft geen hoopvol alternatief te kunnen bieden, kunnen patiënten zich gemakkelijk 'opgegeven' en 'in de steek gelaten' voelen.

Het is dus zaak een dergelijk belangrijke overgang te (her)formuleren als een koerswijziging in het behandelbeleid. Daarin geven de huisarts (op de voorgrond) en de medisch specialist (op de achtergrond) met de patiënt en zijn naasten invulling aan goede palliatieve zorg, waarbij verlies van hoop plaats maakt voor een ander, voor de patiënt betekenisvol focus.

15.3   Verschuivend focus van de hoop

In de aanpassing aan het naderend levenseinde valt op dat de hoop niet verdwijnt, maar de *focus* ervan verschuift.[6] Vaak gaat deze verschuiving hand in hand met het lichamelijk zieker worden. Patiënten zoals meneer Ploegsma, die zich ondanks hun slechte prognose nog redelijk goed voelen, hopen vaak op meer levenstijd. De slechte prognose is een abstractie die hun is verteld, maar die emotioneel nog geen plaats kan krijgen. Als patiënten lichamelijk achteruitgaan, zien we de aanvankelijke hoop op levenstijd plaatsmaken voor hoop op een goede kwaliteit van leven, een waardig levenseinde of een tijd waarin verbondenheid met belangrijke naasten kan worden vormgegeven. De huisarts kan helpen deze *verschuiving van de hoop* te faciliteren.

Dicht naast de hoop leven de wanhoop en de vrees. Ook bij meneer Ploegsma zijn deze voelbaar. De wanhoop en vrees kunnen betrekking hebben op het afscheid moeten nemen van dierbaren, het niet zien opgroeien van de kinderen, bepaalde symptomen tijdens het stervensproces of de dood zelf. Hoop en vrees zijn twee kanten van dezelfde medaille, waarbij nu eens de hoop, dan weer de wanhoop en de vrees op de voorgrond staan. Soms zien we hoe patiënten en hun naasten hoop en vrees lijken te 'verdelen'. Is de één vooral hoopvol, dan verwoordt de ander de vrees en wanhoop. Deze dynamiek kan ook ontstaan in de relatie met de huisarts, als deze in reactie op meneer Ploegsma's behandelwensen zijn zorgen hierover uit. Beter is het eerst de voorliggende hoop of wens van de patiënt te erkennen, en daarna verbinding te maken met de achterliggende gevoelens van vrees en wanhoop. In de laatste paragraaf is hiervan een aantal voorbeelden beschreven.

15.4   Verbinding

Hoe kan de huisarts adequaat verbinding maken met emotioneel ontregelde patiënten zoals meneer Ploegsma? Twee perspectieven zijn zinvol als achtergrond te gebruiken voor de schokbrekers die we hierna bespreken: de hechtingstheorie en het *Window of Tolerance*.

15.4.1   De hechtingstheorie

De afgelopen decennia is de hechtingstheorie opnieuw onder de aandacht gekomen, vooral door neurobiologisch onderzoek. Al in de jaren zestig van de vorige eeuw beschreven John Bowlby c.s. hoe kinderen in stresssituaties bescherming zoeken bij hun vertrouwde ouderfiguren, aan wie ze zich hebben gehecht.[7] Als deze aangeboren hechtingsbehoefte adequaat wordt beantwoord, zal het kind zich veilig voelen. Veilige hechting ontwikkelt zich als de ouderfiguren consistent en positief reageren op de stressreacties van het kind: ze nemen het kind op schoot, helpen het woorden te geven aan wat het heeft meegemaakt, erkennen en ordenen deze ervaring. Vanuit deze veilige verbinding durft het kind de schoot weer te verlaten en nieuwe uitdagingen aan te gaan.

Recent neurobiologisch onderzoek onderschrijft hoe belangrijk een vangnet van veilige relaties is in tijden van stress. In het zogeheten *handholding* experiment [8] ondergaan mensen een fMRI-scan, waarbij zij op onvoorspelbare momenten een schok krijgen. Proefpersonen die tijdens het experiment de hand van hun geliefde partner vasthielden, vertoonden aanzienlijk minder hersenactiviteit dan de proefpersonen die niet werden vastgehouden. Ook het vasthouden van de hand van een goede vriend of vriendin leverde al geruststelling op.

Vanuit dit perspectief is het dus belangrijk om in de palliatieve fase oog te hebben voor het vangnet van verbindingen met belangrijke anderen en deze waar mogelijk te versterken. Behalve de partner, het gezin, de familie en vrienden behoren de medische professionals, de huisarts bij uitstek, tot dit vangnet. Het is van groot belang dat de huisarts met de patiënt een samenwerkingsrelatie weeft, die vertrouwen en veiligheid biedt voor de komende periode. Het kan zijn dat, zoals in het geval van meneer Ploegsma, de relatie met de huisarts nog weinig tot ontwikkeling is gekomen. Dat is natuurlijk meestal het geval bij nieuwe patiënten of mensen die vrijwel nooit een appèl op de huisarts hebben gedaan. Als deze mensen kanker krijgen, kan een *reset* van de werkrelatie nodig zijn, waarin de huisarts proactief met de patiënt bespreekt hoe zij het contact de komende tijd zullen vormgeven. Ditzelfde kan nodig zijn als de huisarts tijdens de behandelfase weinig contact heeft gehad met de patiënt, om welke reden dan ook.

Barsten of breuken in het vangnet vergroten de stress. Als er verwijten jegens de huisarts leven over vermeende fouten in het diagnostisch proces, is het belangrijk expliciet te bespreken hoe de breuk in het vertrouwen kan worden hersteld en wat de patiënt hiervoor nodig heeft. Als het vertrouwen niet kan worden hersteld, kan de huisarts helpen een collega te vinden die de zorg overneemt. Maarten Ploegsma is vooral ontredderd over de breuk die hij heeft ervaren in de samenwerking met de oncoloog. Hoewel de oncoloog bij de verwijzing naar de huisarts zorgvuldig heeft gehandeld, voelt patiënt zich door de oncoloog in de steek gelaten. De huisarts zou in dit geval nog eens duidelijk kunnen maken dat de oncoloog op de achtergrond beschikbaar blijft bij het behandelbeleid in de komende periode.

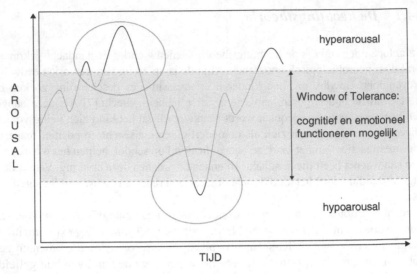

Figuur 15.1 Window of Tolerance.[9]

15.4.2 Window of Tolerance

Zoals besproken, is de emotionele reactie van meneer Ploegsma te begrijpen als een rouwreactie op een moeilijke overgang in het ziekteproces. Een verhelderend model in dit verband is het *Window of Tolerance*.[9]

De grafiek (Figuur 15.1) laat zien dat mensen emotioneel én cognitief optimaal functioneren binnen een bepaalde bandbreedte van hun emoties. Wanneer de emoties te hoog oplopen, raken de hersenen in een toestand van 'hyperarousal'. Dit is een alarmtoestand, die tot gevolg heeft dat de regie in de hersenen wordt overgenomen door het (lager in de hersenen gelegen) limbisch systeem. Het denkvermogen vanuit de neocortex neemt af, informatie kan niet meer worden verwerkt. Overleven wordt de prioriteit en de primaire overlevingsmechanismen worden geactiveerd: vechten, vluchten of bevriezen. Bij de patiënt in het voorbeeld zien we een vechtreactie.

In een staat van hyper- of hypoarousal zijn emoties niet alleen overspoelend, ook de waarneming van de patiënt van zichzelf en anderen raakt vertekend. Anderen worden eerder als beangstigend of bedreigend beleefd. In de oncologie kunnen behandelingen agressief en ziekmakend zijn. Patiënten kunnen zich in deze context bedreigd of bedrogen voelen door de arts die de behandeling voorstelt. De woede van de heer Ploegsma op de oncoloog kan als zodanig worden begrepen.

In de staat van hyper- of hypoarousal is niet alleen het beeld van de ander, maar ook het beeld van zichzelf vaak negatiever. Patiënten kunnen bijvoorbeeld het gevoel krijgen als een nummer behandeld te worden in de relatief anonieme omgeving van het ziekenhuis of, zoals in de overgang die meneer Ploegsma doormaakt, voor de arts niet meer belangrijk te zijn.

15.5   Vier schokbrekers in de communicatie

Wil de huisarts verbinding maken met meneer Ploegsma, dan doet hij er goed aan rekening te houden met diens emotionele ontregeling (hyperarousal), waarin hij nog niet kan reflecteren op zijn gevoelens en (nog) geen informatie kan verwerken. Het is zaak hem eerst emotioneel te kalmeren en terug te brengen in zijn *Window of Tolerance*.

15.5.1   Emotionele punctie

De emotionele punctie is bedoeld om de *overload* aan emoties die patiënten doormaken, te laten wegvloeien. Daarmee komen zij weer in hun *Window of Tolerance*, en zijn zij in staat op hun situatie te reflecteren en informatie te verwerken. In de metafoor van de ouder en het kind helpt de huisarts woorden te geven aan de belevingswereld van de patiënt, deze te ordenen en te erkennen in de context van zijn situatie. Door op deze manier verbinding te maken, zal meneer Ploegsma de huisarts als een bondgenoot ervaren, die hem terzijde staat. Zoals een geëmotioneerd kind vaak na enkele minuten al weer van schoot kan, hoeft ook deze fase in het gesprek niet lang te duren. Wel vraagt het van de huisarts de kunst om informatie en adviezen tijdelijk in de wacht te zetten.

De emotionele punctie is elders wel beschreven als 'spuien en ordenen' of de 'emotionele reflectie': de arts vat in eigen woorden de reactie van de patiënt samen, liefst in termen van de gevoelens en de context waarover deze gevoelens gaan. Het is belangrijk geen nieuwe informatie toe te voegen of een oordeel te geven over de reactie van de patiënt. In reactie op meneer Ploegsma zou de huisarts kunnen zeggen:

'Ik krijg de indruk dat u er enorm van geschrokken bent dat de oncoloog met de chemokuren wil stoppen. Was dat uw houvast in de afgelopen periode? Voelt u zich nu door hem erg in de steek gelaten?'

15.5.2   Normaliseren

De huisarts erkent de emotionele reactie van de patiënt als een begrijpelijke, normale reactie op de pijnlijke, abnormale situatie die hij meemaakt. Een normaliserende reactie begint vaak met: 'Ik maak vaker mee dat… Herkent u dat?' De emotionele reactie van de patiënt wordt gelegitimeerd en de huisarts nodigt de patiënt uit meer te vertellen over zijn belevingswereld.

Normaliserende opmerkingen zijn vaak prettig om te horen. Ze verlagen de drempel om moeilijke onderwerpen bespreekbaar te maken en valideren de belevingswereld van de patiënt. Ook leggen normaliserende opmerkingen weer verbinding met anderen in soortgelijke situaties. Bovendien laat de huisarts merken dat hij dit soort ervaringen kent: dat geeft een veilig en ter zake kundig gevoel aan de patiënt. In het geval van meneer Ploegsma zou de huisarts kunnen zeggen:

'Ik maak vaker mee dat mensen die dit bericht krijgen van hun arts, totaal uit het lood geslagen zijn en niet goed weten hoe het verder met hen gaat. Herkent u dat?'

Het kan ook helpen de emotionele reactie van de patiënt te benoemen als een begrijpelijke reactie in het licht van zijn karakter:

'Ik maak vaker mee dat mensen, die, net als u, vechters zijn en zich lichamelijk nog redelijk goed voelen, verder op zoek willen gaan naar behandelingsmogelijkheden. Ze geven zich niet zomaar gewonnen. Maar die vechtstand heeft soms ook de functie dat ze niet hoeven te denken aan de tijd die komen gaat. Hoe is dat voor u?'

15.5.3   De veerkracht benoemen in de strijd tegen de ziekte

Zoals gezegd, neigen emotioneel ontredderde mensen negatief over zichzelf te denken. Deze negatieve gedachten maken de wanhoop en angst nog groter. Door waardering uit te spreken voor de krachtige, sterke kanten van patiënten en de wijze waarop zij zich hebben geweerd in de strijd tegen de ziekte, kan de huisarts helpen het zelfbeeld te herstellen. In gesprek met meneer Ploegsma kan de huisarts bijvoorbeeld benoemen:

'Ik ben er erg van onder de indruk hoe u zich in de afgelopen tijd door de kuren hebt heen geslagen. Dat geeft mij ook veel vertrouwen voor nu: u vindt vast een weg om met deze tegenslag om te gaan.'

15.5.4   Help hoop en vrees verwoorden in een wens in relatie tot de ander

Zoals eerder beschreven, verschuift de focus van de hoop gedurende het ziekteproces. Dit gaat vaak hand in hand met het toenemen van de lichamelijke klachten. Als patiënten zieker worden en de hoop op overleving en genezing niet meer haalbaar lijkt, verschuift hun aandacht naar waarden in hun leven waarmee ze zich nauw verbonden voelen. Bij patiënten zoals meneer Ploegsma, die zich nog niet ziek voelen, lijkt die verschuiving echter nog niet aan de orde. Hij is er nog niet aan toe om bezig te zijn met het naderend afscheid, het verdriet en zijn angsten daaromtrent.

We hebben ook besproken hoe de verbinding met een ander kan helpen om een stressvolle ervaring te verdragen. De huisarts kan helpen de verschuiving van de focus van de hoop in gang te zetten door te vragen naar wensen voor de komende tijd: 'Wat is voor u de komende tijd belangrijk?' Hoop en vrees die bij de patiënt leven kan hij helpen te herformuleren in termen van een *wens in relatie tot* een belangrijke ander. Een paar voorbeelden:

'Dus voor u is het belangrijk dat we de komende tijd kijken welke reële behandelingsmogelijkheden er nog zijn?'

'Dus voor u is het belangrijk uw kinderen te laten zien dat u alle mogelijkheden in de behandelingen hebt aangegrepen?'

'Dus voor u is het belangrijk dat we er in de komende tijd alles aan doen dat u zoveel mogelijk de regie over uw situatie kunt houden? Wat kan ik daarin voor u betekenen?'

15.6   Conclusie

In verbondenheid met hun naasten en de betrokken medische behandelaars kunnen patiënten veel aan. Vanuit de concepten van de hechting en het *Window of Tolerance* hebben we vier schokbrekers besproken, die de huisarts kunnen helpen aan te sluiten bij emotioneel ontregelde patiënten. Vanuit deze 'langszij' positie kunnen hun aanpassingsreacties betekenis krijgen in de context van hun specifieke situatie. Het vraagt van de huisarts enige durf en oefening om zich de schokbrekers eigen te maken. Het zijn bouwstenen in de ontwikkeling van een samenwerkingsrelatie, waarbij invulling kan worden gegeven aan goede palliatieve zorg.

Literatuur

1. The AM. Tussen hoop en vrees. Palliatieve behandeling en communicatie in ziekenhuizen. Houten: Bohn Stafleu Van Loghum, 1999.
2. Keirse M. Later begint vandaag. Antwoorden over de laatste levensfase, palliatieve zorg en euthanasie. Tielt: Uitgeverij Lannoo, 2011.
3. Vos MS. Ontkenning. In: Haes H de, Gualthérie van Weezel L, Sanderman R (red). Psychologische patiëntenzorg in de oncologie. Handboek voor de professional. Assen: Van Gorcum, 2009.
4. Slort W, Pype P, Deveugele M. Communiceren met palliatieve patiënten. Huisarts Wet 2011;54(11):614-7.
5. Koedoot CG. Against a sea of troubles. Choosing between palliative chemotherapy and watchful waiting. Dissertatie. Amsterdam: Universiteit van Amsterdam, 2003.
6. McIntyre R, Chaplin J. Hope: the heart of palliative care. In: Kinghorn S, Gamlin R (eds). Palliative nursing: bringing comfort and hope. Edinburgh: Bailliere Tindall, 2001:129–45.
7. Bowlby J. Attachment and loss. Vol. 1 Attachment. New York: Basic Books, 1969.
8. Coan JA, Schaefer HS, Davidson RJ. Lending a hand. Social regulation of the neural response to threat. Psychological science 2006;17(12).
9. Ogden P, Minton K. Sensorimotor psychotherapy: one method for processing traumatic memory. Traumatology 2000;VI;3.